Escrita e Afasia

O lugar da linguagem escrita na afasiologia

Dados Internacionais de Catalogação na Publicação (CIP)
(Câmara Brasileira do Livro, SP, Brasil)

Santana, Ana Paula
Escrita e Afasia : o lugar da linguagem escrita na afasiologia / Ana Paula Santana. — São Paulo : Plexus Editora, 2002.

Bibliografia.
ISBN 85-85689-66-8

1. Afasia 2. Escrita 3. Neurolingüística. I. Título. II. Título: O lugar da linguagem escrita na afasiologia.

02-1400 CDD-410

Índices para catálogo sistemático:

1. Afasia e linguagem escrita : Lingüística   410
2. Linguagem escrita e afasia : Lingüística   410

EDITORA AFILIADA

Compre em lugar de fotocopiar.
Cada real que você dá por um livro recompensa seus autores
e os convida a produzir mais sobre o tema;
incentiva seus editores a encomendar, traduzir e publicar
outras obras sobre o assunto;
e paga aos livreiros por estocar e levar até você livros
para a sua informação e seu entretenimento.
Cada real que você dá pela fotocópia não autorizada de um livro
financia um crime
e ajuda a matar a produção intelectual em todo o mundo.

Escrita e Afasia

O lugar da linguagem escrita na afasiologia

Ana Paula Santana

ESCRITA E AFASIA
O lugar da linguagem escrita na afasiologia
Copyright © 2002 by Ana Paula Santana
Direitos desta edição reservados por Summus Editorial.

Capa:
Mari Pini

Editoração:
Acqua Estúdio Gráfico

Plexus Editora
Rua Itapicuru, 613, 7º andar
05006-000 São Paulo SP
Fone (11) 3862-3530
Fax (11) 3872-7476
e-mail: plexus@plexus.com.br

Atendimento ao consumidor:
Summus Editorial
Fone (11) 3865-9890

Vendas por atacado:
Fone (11) 3873-8638
Fax (11) 3873-7085
vendas@summus.com.br

Impresso no Brasil

A Bia, por ter que entender em tão tenra idade
o que significa uma pesquisa, uma defesa, uma tese.
Por suas pequenas-grandes palavras de apoio.

Meus Agradecimentos

Aos sujeitos da minha pesquisa, EF, CS, MS, JB, SI, SP, que, com colaboração e amizade, tornaram possível este trabalho. A duas pessoas especiais com quem divido a realização desta obra: a Dudu, por possibilitar que um sonho se tornasse realidade; ao Lê, por compartilhar comigo a realização de cada sonho. À minha grande família cearense, que de longe acompanha cada vitória conquistada. À Capes, pelo apoio financeiro para que esta pesquisa pudesse ser realizada.

Sumário

Prefácio 9

Apresentação 11

PARTE I

Como a linguagem escrita (não) tem sido vista na afasiologia.... 15

1. A linguagem escrita: um percurso de muitas questões 21
2. A classificação das alterações da linguagem escrita 43
3. A avaliação da linguagem escrita na afasiologia 53
4. O que muda quando se assume uma perspectiva discursiva? .. 69

PARTE II

Os afásicos e sua linguagem escrita 81
5. EF 85
6. JB 103
7. SI 117
8. MS 125
9. SP 133
10. CS 139

Considerações finais 145
Bibliografia.. 151

Prefácio

O que a leitora e o leitor têm em mãos é um trabalho de reflexão teórica, pesquisa bibliográfica e discussão metodológica, rico e instigante, que muito há de interessar aos que se dedicam (tanto especialistas, quanto iniciantes) ao campo da Neurolingüística, em geral, e ao campo da Afasiologia, em particular: neurolingüistas, lingüistas, fonoaudiólogos, pedagogos, psicólogos, médicos, entre outros.

Este livro de Ana Paula Santana, resultado de sua Dissertação de Mestrado defendida em 1999 no Programa de Pós-Graduação em Lingüística do Instituto de Estudos da Linguagem da Universidade Estadual de Campinas, é importante por pelo menos dois motivos, que merecem ser destacados aqui. O primeiro é que este livro ajuda a preencher uma lacuna com respeito à linguagem escrita que a primazia da oralidade (reduzida ao *output*) provocou nos estudos afasiológicos; o segundo é que este livro procede a uma reflexão original sobre a linguagem escrita e a semiologia dos "problemas de linguagem escrita" no domínio da Neurolingüística. Como resultado da discussão que Ana Paula nos apresenta sobre as relações formais e discursivas entre linguagem oral e escrita, procedimentos avaliativos e terapêuticos se anunciam ao final de seu trabalho, numa demonstração bastante interessante das implicações práticas que se abrem a partir daí.

O gosto pelas antinomias e o interesse pelo *output*, isto é, pela produção oral, marcaram a origem dos estudos das afasias e demais patologias lingüístico-cognitivas, e explicam, pelo menos em parte, certa negligência ainda vigente na área com relação às questões da (linguagem) escrita.

Ao recompor em sua reflexão a trajetória do tratamento dado pela atual Neurolingüística (e pela antiga Afasiologia) ao tema, e ao propor alternativas de análise da linguagem escrita ancoradas pragmática e discursivamente, Ana Paula redimensiona, de maneira consistente e importante, a discussão que se tem projetado na área sobre essa questão.

Creio que este livro, ao reconstituir o percurso realizado pela autora em sua pesquisa sobre a linguagem escrita nas afasias, permite que participemos com ela de um debate que se inicia e que continua com base em seu trabalho. Conduzir-nos ao prazer de uma leitura "ativa" e prospectiva é, com efeito, um dos muitos méritos deste primeiro livro de Ana Paula Santana.

Edwiges Maria Morato
Depto de Lingüística – Instituto de Estudos da Linguagem
Universidade Estadual de Campinas/Unicamp
Janeiro de 2002

Apresentação

Com algumas mudanças textuais, este livro é baseado em minha Dissertação de Mestrado, defendida em 1999 no Programa de Pós-Graduação em Lingüística do Instituto de Estudos da Linguagem (IEL/ Unicamp). Assim, o texto ainda guarda em grande parte a forma da versão original. As mudanças foram inevitáveis, todas elas decorrentes da continuidade das pesquisas que venho desenvolvendo na área de Neurolingüística.

Devo ressaltar, contudo, que muito ainda precisa ser analisado sobre a linguagem escrita nas afasias. Os poucos trabalhos que existem na área ainda não dão conta das questões (teóricas, metodológicas) que surgem quando nos deparamos com esse tema. Este livro tem o privilégio de ser um dos primeiros sobre o tema na área da afasiologia. A meu ver, sua importância maior diz respeito aos caminhos de reflexão e análise que indica, às perguntas que levanta e que ainda estão sem respostas, à ênfase na continuidade das pesquisas na área.

Num olhar retrospectivo, lembro como começou meu estudo sobre a linguagem escrita nas afasias. Cheguei ao IEL em 1997, recém-ingressante no Mestrado, e comentei com minha orientadora (profa. dra. Edwiges Morato, "Dudu" para muitos) que gostaria de estudar a escrita, a dislexia. Ela me questionou: "A que dislexia você está-se referindo?". E isso me fez pensar: "Como assim?". Uma série de indicações de leitura foi sua resposta e o início de minha reflexão sobre o tema, que enveredou para a relação entre escrita e afasia. Sempre gostei de trabalhar com afásicos e apaixonei-me ainda mais pelo estudo das afasias.

No decorrer da elaboração de minha Dissertação, surpreendi-me com tantas dúvidas. Ao que parece, quanto mais se estuda, mais se tem dúvidas e mais se tem a sensação de que pouco se sabe, ou que nunca haverá tempo suficiente nessa nossa breve existência para se saber.

Como tudo começou, é assim que tudo continua: muitas perguntas, algumas respostas. Muito por aprender.

Ana Paula.
Campinas, janeiro de 2002.

PARTE

I

Como a Linguagem Escrita (não) Tem Sido Vista na Afasiologia

As questões que quero propor para a discussão realizada aqui dizem respeito à linguagem escrita – suas concepções e relações com a oralidade – e à sua representação córtico-cognitiva. A expectativa deste trabalho é ir além de uma série de questionamentos que tenham respostas tipo *standard*, ou seja, do tipo "depende de como você define linguagem escrita".

Não se pode negar que a reflexão sobre o tema provoca certa insatisfação teórica derivada da maneira pela qual a linguagem escrita vem sendo discutida pela Neurolingüística e pela Neuropsicologia contemporâneas. Insatisfação essa que se traduz nas concepções de escrita que a reduzem a representação ou a simulacro da fala culta, na visão modularista de linguagem, nos testes que privilegiam atividades metalingüísticas.

Para a moderna Neuropsicologia, a linguagem faz parte de um sistema cognitivo complexo, e não se encontra na dependência de uma região circunscrita do córtex cerebral. A noção de cérebro que o toma como um mosaico de centros claramente delimitados, cada um deles com uma função cognitiva precisa, não mais se sustenta à luz das explicações de ordem dinâmica, plástica e integrativa comprovada por recursos e avanços biotecnológicos.

O que se poderia conjecturar a respeito da linguagem escrita? Se a leitura e a escrita são atos de linguagem, seria certo afirmar que são também, assim como a linguagem oral, sistemas funcionais organizados de maneira mais ou menos aberta, e não restritos a áreas circunscritas do cérebro?

Se assim for, uma das tarefas importantes da Neurolingüística, relativa à organização da cognição humana, seria apontar uma relação de reciprocidade entre a linguagem oral e a escrita, a qual carece ainda de explicações. Ao que parece, a questão não tem recebido a merecida atenção nem no campo da Neurolingüística, nem no da Neuropsicologia.

De seu lado, a Lingüística tem apontado uma relação estreita entre a linguagem oral e a escrita (Cagliari, 1989; Abaurre, 1987; Orlandi, 1988; Marcuschi, 1994a/b, 1995; Tfouni, 1995; Koch, 1997). No entanto, essa relação tem estado à margem da literatura neuropsicológica e neurolingüística. Ainda que não se possa pensar a linguagem oral e a escrita como atividades dissociadas, os testes de afasia continuam a propor uma avaliação fragmentada das funções (meta)lingüísticas (cf. Horner, Dawson, Heyman & Fish, 1992; Chan, 1992; Parente, 1995; Watt, Jokel & Behrmann, 1997). A avaliação da linguagem escrita realizada nos afásicos não é apenas completamente dissociada da linguagem oral, como também é isolada em sua própria configuração. Tem-se, com isso, uma avaliação puramente psicofisiológica e cognitiva dos processos de leitura e de escrita.

É preciso lembrar, contudo, que a linguagem escrita é, como a oral, uma atividade lingüístico-discursiva. Com base nessa consideração, pode-se indagar: como a Neurolingüística deve encarar esse tipo de avaliação que vem tradicionalmente sendo realizada? O que uma perspectiva discursiva das afasias teria a dizer sobre esse tipo de avaliação? Ainda que a consideração de que a leitura e a escrita sejam processos lingüísticos possa parecer um truísmo, e ainda que a constituição da linguagem escrita como sistema simbólico seja socioculturalmente estabelecida, a tradição afasiológica tem tratado a linguagem oral e a escrita como fenômenos sobretudo distintos ou absolutamente simétricos.

Dessa forma, levar em conta as proximidades entre os processos de oralidade e os de escrita implica mudar o conceito de linguagem na Afasiologia tradicional. E mudar também a explicação das patologias de escrita. Essa mudança teórica não só questionaria os diagnósticos de "alexia e agrafia puras", por exemplo, como

16

também colocaria em xeque qualquer idéia relativa ao distúrbio isolado de escrita, como a dislexia.[1]

Ora, que concepções de linguagem e de cérebro têm sustentado a idéia de um distúrbio isolado de escrita? Para que essa taxionomia se justifique é necessário uma visão dissociada das funções de linguagem, ou seja, uma abordagem fortemente modular. Resumindo, em Neuropsicologia o que se encontra, basicamente, é uma visão funcionalista e/ou cognitivista.

Na área da Neurolingüística o problema da linguagem escrita apresenta-se descrito de maneira parcial, reduzido a certos aspectos da metalinguagem. Se a Neurolingüística é uma disciplina "híbrida", que contribuições trazidas da Lingüística poderiam preencher essa lacuna? Se a perspectiva discursiva pôde trazer alguma luz ao modo de "entender" o funcionamento da linguagem oral dos afásicos (cf. Coudry, 1986/1988), o que poderia dizer sobre o "problema" da linguagem escrita nas afasias? Afinal, o que muda na compreensão das afasias quando se concebe a linguagem escrita e a oral como solidárias tanto em termos formais quanto discursivos?

Primeiro, é importante verificar qual o conceito de linguagem presente na definição de afasia na Neurolingüística. Para Coudry (1986/1988), a afasia caracteriza-se por alterações de processos lingüísticos de significação de origem articulatória e discursiva produzidas por lesão focal adquirida no sistema nervoso central, em zonas responsáveis pela linguagem, podendo ou não se associar a alterações de outros processos cognitivos. Essa definição refere-se à "alteração dos processos lingüísticos". Ora, se a escrita também é um processo lingüístico, significa que o termo "afasia" serviria tanto para designar alterações da linguagem oral quanto alterações da linguagem escrita.

Isso remete à análise das inúmeras terminologias que há para caracterizar as alterações da linguagem escrita em afásicos: agrafia, alexia literal, dislexia de superfície, dislexia profunda. Esse "confronto" terminológico traz de volta a discussão conceitual: que posições epistemológicas têm-se assumido para analisar os distúrbios

---

1. Não me refiro aqui à "dislexia escolar" (cf. Aguiar, 1995), a uma patologização de fenômenos normais criada em contextos clínicos e educacionais normativos, e sim à chamada "dislexia neurológica" (cf. Parente, 1995), em que há lesão cerebral comprovada.

da escrita em afásicos? Em outras palavras, que concepção de linguagem é "capaz" de dar conta dessa rede de distúrbios?

Fica claro, então, que é crucial a tarefa de rever os princípios que têm orientado o estudo da linguagem escrita nas afasias. Procurarei fazê-lo tendo como base a concepção discursiva de linguagem. Portanto, torna-se fundamental pensar em teorias lingüísticas que não excluam aspectos históricos e sociais da linguagem e que relacionem as atividades do sujeito com situações e práticas discursivas em que se dão a leitura e a escrita. Isso porque a linguagem escrita, assim como a oral, é uma atividade social por excelência. Pensar a leitura e a escrita em termos do trabalho significativo do sujeito deveria ser algo, digamos, premente nas perspectivas que trabalham com a afasia.

Os afásicos fazem parte de uma sociedade letrada; assim, é importante verificar de que maneira as características dessa sociedade se refletem na relação do sujeito com sua escrita. A questão, pois, passa a ser: pode-se encontrar em afásicos semi-alfabetizados características, de leitura e de escrita, que são habitualmente atribuídas a sujeitos alfabetizados? Se a resposta for positiva, a explicação, então, não estaria em ser ou não o afásico alfabetizado, e sim em ser ou não letrada a sociedade onde este indivíduo vive.

E a resposta, de fato, é positiva, como pretendo mostrar no decorrer deste livro. Isso quer dizer que a explicação estaria na sofisticação das comunicações, dos modos de produção, das demandas cognitivas, pelo que toda uma sociedade passa quando se torna letrada, e que irá, inevitavelmente, influenciar todos os sujeitos que nela vivem, sejam eles afásicos ou não.

A abordagem enunciativo-discursiva em Neurolingüística aparece, com base nesses aspectos, como uma "luz no fim do túnel" para apoiar e justificar a análise que procuro fazer aqui. Acredito que, ao adotar essa abordagem, seja possível trazer algo de inovador para essa "confusão" em que se encontra a descrição dos problemas de linguagem escrita. Primeiro, porque a leitura e a escrita são momentos discursivos. Segundo, porque os processos de (re)construção da leitura e da escrita também se dão numa sucessão de momentos discursivos, de interlocução e interação entre o sujeito, seus interlocutores, a linguagem e o mundo social.

Na interação com afásicos, convivendo com eles semanalmente, procurei registrar, dentro do possível, dados considerados rele-

18

vantes e significativos, e que não dizem respeito apenas às atividades de leitura e de escrita. Procuro salientar, para a minha análise, as condições de produção da linguagem escrita, seu papel social na vida desses sujeitos e seu valor intersubjetivo nas práticas discursivas do Centro de Convivência de Afásicos (CCA – IEL/Unicamp), situando-as sempre do ponto de vista teórico em que me coloco. A expectativa é que os resultados desta amostragem permitam abrir possibilidades para um melhor entendimento da linguagem escrita no campo dos estudos discursivos nas áreas de Neurolingüística, Neuropsicologia, Fonoaudiologia e demais áreas que, porventura, se interessem pelo tema.

1

A Linguagem Escrita: Um Percurso de Muitas Questões

A Localização da Escrita no Cérebro

Gall, ainda na primeira década do século XIX, foi quem primeiro estabeleceu a relação entre área cerebral lesada e manifestações clínicas de pacientes neurológicos fazendo correlações anátomo-fisiológicas de impressões vistas a olho nu na caixa craniana e determinadas funções cerebrais que tinham sido obstruídas. Localizar as funções mentais no cérebro humano fazia parte dos interesses teóricos que vigoravam na última metade do século XIX. Os primeiros estudos científicos de pacientes com problemas adquiridos de linguagem surgiram com a apresentação de Paul Broca na Sociedade de Antropologia de Paris, em 1861, ocorrida durante o debate sobre a teoria frenológica[1] da localização das funções superiores no cérebro.

Algum tempo depois, Exner, em 1881, antecipou pela primeira vez a idéia de localização da função da escrita na 2ª circunvolução frontal (doravante F2) do hemisfério esquerdo, baseando-se na revisão de 169 casos clínicos publicados na época. Evidentemente, ele recebeu influência considerável dos estudos de Broca (1861),

---

1. A teoria frenológica, fundada por Gall (1810), estudava as funções mentais baseada no crânio (fossas cranianas). Segundo essa tese, as disposições morais e intelectuais dependiam de faculdades inatas e distintas que estariam inscritas no cérebro.

que havia demonstrado de maneira espetacular o papel preferencial da 3ª circunvolução frontal esquerda (doravante F3), na linguagem articulada.

O centro F2, situado acima de F3, encontra-se em relação de contigüidade com o córtex motor, que controla os movimentos da mão contrária. Desse modo, considerar o F2 esquerdo como o centro motor da escrita pareceu uma conseqüência lógica em sucessão aos descobrimentos de Broca.

Exner havia sugerido um centro cerebral para a escrita, porque indivíduos que apresentavam uma lesão ao pé da 2ª circunvolução frontal tinham, como conseqüência, dificuldades isoladas de escrita. Em fins do século XIX, Charcot, baseado nos trabalhos de Exner, afirmou que a agrafia poderia ser decorrente de uma lesão ao pé da F2. Assim, formulou a noção de um centro gráfico das palavras. Esse centro conteria os movimentos coordenados da mão, que expressaria o pensamento e as palavras por meio da escrita. Desse modo, a agrafia seria a conseqüência da suspensão de uma memória especial que permitiria representar as palavras pela escrita. Charcot considerava que esta era uma afasia motora da mão.

Déjèrine (1891) contrariou a opinião de Charcot ao negar a existência de um centro para a escrita. Ele chegou à conclusão de que a área de Exner não poderia ser mantida como centro da escrita, já que pacientes com lesões frontais poderiam escrever se usassem a mão esquerda ou o pé. Em seus trabalhos encontra-se a descrição do caso de um indivíduo que perdeu subitamente a capacidade de ler e escrever. Esse sujeito era incapaz de ler letras e palavras e de escrever qualquer coisa que não fosse seu nome. Essa dificuldade aparecia mesmo quando tinha que copiar uma palavra escrita. Sua autópsia demonstrou um abrandamento cerebral na região cortical posterior do hemisfério cerebral esquerdo, o que, na atualidade, chama-se de circunvolução angular, autêntica encruzilhada entre os lobos parietal por cima, temporal por baixo e occipital por trás.

A área próxima ao lobo occipital, cujo papel é fundamental na percepção e tratamento da informação visual, é conhecida como uma região idônea para constituir a base dos aspectos visuais da linguagem. Déjèrine a considerava como "o centro da imagem óptica das letras", espécie de lugar de armazenamento ao longo da representação das palavras escritas, necessárias, em sua opinião, para poder relembrar tanto a representação acústica das letras observadas quanto a imagem gráfica de sons ouvidos. Assim sendo, Déjèrine descreveu duas formas de cegueira verbal, resultantes de lesões em duas áreas diferentes:

a) cegueira verbal com agrafia: produzida por lesão do giro angular, em que imagens visuais de letras e palavras são armazenadas. Essa lesão acarreta a agrafia e, possivelmente, parafasia, devido ao fato de a informação cinestésica estar perdida;

b) cegueira verbal sem agrafia ou cegueira verbal pura: a lesão é localizada no córtex visual, enquanto o giro angular permanece intacto. O sujeito não consegue copiar letras e palavras. Contudo, informações auditivas e musicais podem ativar imagens visuais e escrita espontâneas: o ditado está preservado. O autor ainda acrescenta que, como essa lesão está totalmente fora dos domínios da linguagem, os sujeitos não mostram problemas na fala e sua linguagem interna está intacta.

A interpretação de Déjèrine é bastante clara. Alterações isoladas do córtex visual que ocasionam dificuldades para ler/escrever não fazem parte das alterações de linguagem. Ou seja, são apenas um problema visual. A linguagem, para ele, estava relacionada à memória. Vê-se isso pela forma como define a afasia que "é a perda da memória dos signos por meio dos quais o homem civilizado troca suas idéias com seus semelhantes".

Comentando essas questões, Serratrice & Habib (1997) afirmam que, apesar do ponto de vista localizacionista da época, ainda hoje não se pode negar nas agrafias puras a intervenção da zona de Exner. No entanto, ressaltam que atualmente dispõe-se de bases suficientes para afirmar que algumas alterações da escrita são secundárias a uma lesão ao pé da 2ª circunvolução frontal. Este, na verdade, não é um centro isolado e autônomo da escrita, porque lesões muito distantes que afetam o lobo parietal, sobre toda a cápsula interna e o núcleo caudal, provocam alterações idênticas.

É importante ressaltar que a idéia de afasia que vigorava na época, como perda da memória para as palavras, era atribuída à agrafia: perda da memória que permite representar as palavras na escrita. A concepção de escrita era, então, de tipo representacional. A escrita representava a fala, que, por sua vez, representava o pensamento ou outros conteúdos cognitivos, como a percepção ou a memória. Sendo assim, se uma coisa representa outra, ela não pode ser a própria coisa. Dito de outra forma, a escrita não era vista como linguagem, e sim como a representação da linguagem (oral).

Outro ponto a considerar é que, no século XIX, a linguagem era reduzida simplesmente a um ato motor: a fala. A linguagem era "invisível" aos afasiólogos, e a afasia era vista apenas como um problema fono-articulatório,[2] e sob essa veste se confundiam apraxia, disartria, anartria, entre outros termos. Isto ocorria principalmente porque as teorias afasiológicas eram elaboradas ao largo da Lingüística, como se esta nada tivesse a ver com a linguagem e os processos afeitos a ela.[3]

Vale lembrar que, no campo de estudos afasiológicos, a relação entre linguagem oral e linguagem escrita exige estudos mais elucidativos. Afinal, seria essa uma relação direta? A escrita seria apenas uma representação da fala? É o que discutirei a seguir.

A Linguagem Oral e Escrita nas Afasias

A oralidade e a escrita têm sido tratadas com certa polêmica na literatura afasiológica. Desde os primeiros estudos afasiológicos, a oralidade ocupa um lugar de primazia em relação à escrita, sendo esta vista apenas como um simulacro da fala culta. Isto ocorria e ainda ocorre devido à concepção que se tem da escrita: como uma representação da oralidade. É claro que se reconhece a oralidade como tendo uma primazia cronológica indiscutível em relação à escrita, mas isso não significa que a escrita deva ser vista como deri-

---

2. Freitas (1997) faz um estudo detalhado sobre este tema em sua Tese de Doutorado: "As alterações fono-articulatórias nas afasias motoras – um estudo lingüístico".

3. Jakobson (1954) foi o primeiro lingüista a realizar uma análise dos distúrbios afásicos por intermédio de critérios puramente lingüísticos. Segundo ele, se afasia é uma perturbação de linguagem, toda descrição e classificação devem ser realizadas com a participação de lingüistas que utilizar-se-ão de critérios puramente lingüísticos para a interpretação e a classificação dos fatos de afasia, contribuindo assim, de modo substancial, para a ciência da linguagem e das perturbações de linguagem.

vada da fala, sem esclarecer ou discutir as semelhanças e as diferenças entre as duas modalidades.

É importante ressaltar que as análises da escrita são realizadas com base em certa idéia de oralidade e de afasia. Não é à toa que alguns autores discordam da consideração de que escrita também seja linguagem, como o faz, por exemplo, Azcoaga (1976), para quem "as alterações da leitura e da escrita não são, a rigor, transtornos de linguagem, mas sim de atitudes aprendidas a expensas desta".[4] O autor ainda acrescenta:

> "[...] a leitura e a escrita são aquisições que se obtêm graças à posse da linguagem e que, por esse motivo, refletem de uma ou de outra maneira as alterações desta. Como já tem sido analisado cuidadosamente, a alexia pura e a agrafia pura são, na realidade, manifestações de uma agnosia visoespacial e de uma apraxia, respectivamente".[5]

Vê-se que, para o autor, a escrita depende basicamente do trato óptico e da gestualidade. Que tipo de avaliação e de conduta terapêutica pode ser realizado partindo dessa concepção de leitura e de escrita? Se leitura e escrita não são consideradas linguagem, é "fora" da linguagem que serão (e são) tratadas.

Assim, alguns autores consideram oralidade e escrita como processos totalmente distintos, o que se reflete de forma direta nos diagnósticos das patologias da escrita. Casayus (1969), por exemplo, após explicitar as diferenças de processamento entre a oralidade e a escrita, comenta que tais diferenças e analogias permitem compreender que é possível existir problemas de linguagem escrita tanto associados aos problemas de linguagem oral quanto isolados ou em estado puro.

---

4. "[...] las alteraciones de la lectura y de la escritura no son, en rigor, transtornos del lenguaje, sino de aptitudes aprendidas a expensas de este" (op. cit., p. 47).

5. "[...] la lectura y la escritura son adquisiciones que se logran gracias a la posesion del lenguage y que reflejam en una u outra manera las alteraciones de este por esa circunstancia. Como ha sido analisado muy cuidadosamente, la alexia pura y la agrafia pura, son en realidad manifestaciones de una agnosia visoespacial y de una apraxia respectivamente. (op. cit., pp. 52-3).

Vale lembrar que, durante a aquisição da escrita, a fala aparece como mediadora. A pergunta que se faz é: a oralidade e a escrita são realmente processos distintos? Scinto (1986) argumenta que o cerne do problema estaria na seguinte questão: a escrita requer a mediação da fala para ser realizável como atividade lingüística? Como resposta, vê apenas duas opções: 1) a mediação oral é sempre necessária para a linguagem escrita; 2) a mediação da linguagem oral é necessária para adquirir a linguagem escrita, mas quando esta alcança um estado de funcionamento estabilizado, a mediação oral é "opcional". Partindo desse ponto de vista, o autor conclui que a mediação fonológica não é necessária nem para a escrita, nem para a leitura, ambas seriam sistemas autônomos. Em outras palavras, a linguagem oral e a escrita podem ser vistas como separadas, como manifestações independentes, mas mutuamente acessíveis. A necessidade da mediação oral para a linguagem escrita ocorre apenas nos estágios de aquisição de linguagem, mas não é uma característica da linguagem escrita "madura".

Scinto levanta a hipótese da existência de distintas realidades córtico-cognitivas de linguagem oral e escrita, fato que apoiaria a independência da escrita em relação à oralidade. Como se pode considerar a fala e a escrita como modalidades independentes se em sua aquisição e (re)construção (nas afasias) ambas tornam-se "visivelmente" interdependentes? O que essa concepção de interdependência teria a dizer dos distúrbios isolados de escrita?

A realidade neuropsicológica defendida nas abordagens descritas anteriormente parece ser a de que a linguagem oral e a escrita estão localizadas em áreas diferentes do córtex, por isso têm manifestações independentes. Qual seria a realidade córtico-cognitiva que serve de base para essa afirmação? A linguagem oral e a escrita, enquanto sistemas funcionais, estariam integradas no cérebro humano? Se a resposta para essa proposta for afirmativa, ter-se-á entendido parcialmente por que nos quadros afásicos tanto uma quanto a outra encontram-se alteradas.

Barbizet & Duizabo (1985) chamam a atenção para o fato de que a existência de uma desordem isolada primariamente da escrita é, pelo menos, discutível. De seu lado, Duval-Gombert (1994) demonstra certa hesitação quanto a concordar com a existência da alexia pura definida por Déjèrine (1891). Ele ressalta, por exemplo, que problemas isolados de leitura em relação ao reconhecimento de símbolos visuais são acompanhados de dificuldades de evocação verbal, cópia e outros problemas de reconhecimento.[6] O mesmo ocorre no caso da agrafia "pura" e da dislexia profunda, vista como um problema isolado específico da leitura que produz alterações semânticas. Duval-Gombert (op. cit.) ressalta, ainda, que em sua experiência clínica jamais encontrou casos de alexia ou agrafia "puras", o que mostra que tudo está interligado. Essa hipótese pode dar fim à existência de uma localização de um componente neuropsicológico particular (isolado) de leitura e/ou de escrita.

Encontra-se, em função dessas considerações, duas correntes teóricas distintas: uma que afirma que a leitura e a escrita são processos diferenciados da oralidade, e por isso podem ocorrer distúrbios isolados como a alexia pura e a agrafia pura; outra que questiona a existência de um distúrbio isolado, supondo que a linguagem escrita e a oral fazem parte de um mesmo mecanismo lingüístico-cognitivo. Em termos neuropsicológicos, questiona-se se a relação entre a oralidade e a escrita seria de "paralelismo" ou de "dissociação".

Vale salientar que o lobo occipital desempenha um papel importante na escrita, já que se relaciona à percepção visual. Déjèrine (1891) já ressaltava que uma lesão nessa área ocasiona apenas dificuldades de leitura e cópia (relativas à discriminação visual). Sendo assim, a linguagem escrita dependeria tanto das áreas responsáveis pela linguagem oral quanto de outras áreas, occipital e frontal, por exemplo. Ou seja, os processos neurofisiológicos da escrita são bem mais complexos que os da fala. Para o desenvolvimento e realização da escrita são necessários diversos mecanismos cerebrais e processos cognitivos. Logo, as áreas responsáveis pela linguagem oral estão diretamente envolvidas na explicação neuropsicológica da escrita.

Com isso, não existiria uma área específica para a escrita. Ela estaria na dependência de todo o funcionamento cerebral, assim como a linguagem oral. A concepção de Sistema Funcional, explorada por Luria (1986), é capaz de dar autenticidade a essa afirmação. Para o autor, as funções cognitivas, como a fala, a leitura e a escrita, são complexas, são sistemas funcionais organizados e so-

---

6. Ressalto aqui que o autor faz uma interpretação errônea da "alexia pura" de Déjèrine (cf. seção 1.1).

ciais em sua origem. Nenhuma tentativa de localizá-los em áreas circunscritas do córtex cerebral é concebível. Esse ponto de vista parte da localização "possível" das funções mentais como uma representação integrada e dinâmica em todo o córtex cerebral. Após a Segunda Guerra Mundial, os dados biotécnicos revelaram dois pontos importantes. Primeiro, a comprovação empírica (neurorradiológica) de que a lesão em uma área delimitada do cérebro, da qual decorre uma alteração de comportamento, não significa que a área afetada seja o centro da função afetada. Segundo, a comprovação neurobiológica de que há importantes conexões entre as diferentes partes do cérebro na construção de atividades complexas, como a linguagem ou a memória. Pode-se, assim, concluir que a organização funcional do cérebro corresponde a uma combinação dinâmica de sistemas complexos de áreas cerebrais que têm fins específicos e interconexões múltiplas.

Influenciado pelas idéias de Vygotsky, Pavlov e Anokhin, Luria desenvolve (emprestando o termo utilizado por Anokhin em 1935) o conceito de Sistema Funcional Complexo, o que marca um avanço significativo com respeito à discussão em torno da localização das funções em áreas corticais discretas. Cada função é, na realidade, um sistema funcional destinado a cumprir uma tarefa biológica determinada e assegurada por um complexo de atos intervinculados que, ao final, conduzem ao sucesso de um efeito biológico correspondente. Tais sistemas funcionais, com uma composição complexa e uma mutabilidade plástica de seus elementos, possuidores da propriedade dinâmica da auto-regulação, são uma regra geral na atividade do organismo humano. Para exemplificar melhor, Luria cita a respiração como uma atividade que requer a participação de diversos níveis do sistema nervoso central. A respiração constitui um sistema complexo e plástico, e é evidente que não pode existir nenhum tipo de localização dessa função em uma área delimitada do cérebro.

De acordo com Luria, o conceito de Sistema Funcional vem refutar de vez as teorias localizacionistas anteriores. Uma lesão em algum "elo" do Sistema Funcional ocasiona um tipo muito específico de transtorno nesses processos complexos. Portanto, segundo as características do distúrbio, podemos precisar que área do sistema funcional foi afetada. Assim sendo, as funções cognitivas superiores só podem existir graças à interação de estruturas cerebrais altamente diferenciadas, sendo que cada uma faz um suporte específico próprio ao todo dinâmico e participa do funcionamento do sistema córtico-cognitivo cumprindo funções próprias. Luria ressalta, ainda, a importância de se considerar o conceito de "dupla dissociação" estabelecido por Teuber, que afirma que existiriam processos ou fatores comuns subjacentes a determinadas funções cognitivas complexas, de modo que aqueles, ao se alterarem, afetam todos os sistemas funcionais que os incluem. Isso explica por que os processos de conduta, que aparentemente nada têm em comum, podem estar relacionados por meio de sua dependência com o fator ou processo específico. Assim, uma lesão limitada conduz, na prática, à alteração de um complexo íntegro de funções aparentemente heterogêneas. Luria postula que a contraparte anátomo-fisiológica das funções mentais superiores (atenção, percepção, memória, linguagem e pensamento), cujo desenvolvimento é histórico e social, só pode se dar baseada na organização cerebral concebida em termos de um sistema funcional complexo.

O estudo da localização cerebral de uma função mental superior consiste na análise cuidadosa das regiões cerebrais envolvidas no sistema funcional e na identificação da contribuição específica de cada região ao trabalho conjunto. É importante lembrar que, para Luria (1977), a afasia seria um problema de ordem central e teria como conseqüência alterações diferentes em diversas modalidades de linguagem, ainda que todas possam estar alteradas (mais a fala do que a audição, ou mais a escrita do que a fala, por exemplo).

Com isso, várias formas de desordem na linguagem oral e escrita ocorrem devido a lesões focais em diferentes locais do córtex cerebral. Descrevendo apenas as alterações de linguagem escrita, têm-se:

1) Lesão da região temporal esquerda acompanhada por um distúrbio na audição fonêmica e afasia sensorial: neste caso, os indivíduos são capazes de copiar; a escrita automática está preservada, como, por exemplo, a assinatura; têm dificuldade na compreensão, ditado e escrita espontânea. Além disso, têm dificuldades para escrever sílabas isoladas, distinguir elementos de sílabas e palavras incomuns. Apresentam também omissão e substituição de sons, inabilidade para distinguir um som individual de um fluxo de consoantes, dificuldade na transposição de sons, dificuldade de escrever uma série de palavras ou frases (produzindo parafasias verbais).

2) Lesões que afetam a base cinestésica da fala: produzem uma síndrome afásica motora aferente cuja principal característica é a dificuldade de escrever letras "simples". Nesse caso, os indivíduos emitem articulações incorretas que dificultam o processo de escrita. Eles falham em distinguir os sons que formam uma palavra, introduzindo substituições articulatórias (d/n/l; m/b). Quando isso ocorre, pode-se concluir que o sujeito sofre de distúrbios de base cinestésica no ato da escrita, e essa dificuldade pode ser usada para localizar a lesão. A dificuldade na identificação do som que se deve escrever é a característica principal da escrita dos indivíduos com afasia motora. Por essa razão, fenômenos como transposição de letras em palavras não são típicos nesse grupo.

3) Afasia motora eferente decorrente de lesão na posição inferior da zona pré-motora do hemisfério esquerdo: esses indivíduos não têm nenhum problema particular para encontrar a letra solicitada, desde que a capacidade para a análise sonora acústica e cinestésica esteja intacta, mas têm problemas em mudar de uma articulação para outra, refletindo um distúrbio na manutenção da melodia cinestésica refinada. Há sinais de inércia na análise motora. A mesma dificuldade também é encontrada na escrita. Um sujeito pode escrever letras ditadas separadamente, mas não pode escrever um complexo silábico de palavras. Isto ocorre porque ele não pode manter as letras na ordem ou mudá-las quando necessário. Além do mais, escreve uma série de letras com repetições perseverativas.

4) Lesão na divisão occipito-temporal e occipito-parietal do hemisfério esquerdo: devido ao fato de a base acústica e articulatória da escrita estar intacta, os indivíduos podem realizar análise fonética e síntese de palavras facilmente. Dificuldades surgem na passagem dos fonemas para grafemas. O sujeito conhece exatamente o som para escrever, mas é incapaz de encontrar o grafema correspondente a esse som. As letras são escritas com relações espaciais incorretas, podendo ocorrer escrita "em espelho". Essas dificuldades podem ser vistas na cópia e no ditado e corroboram o diagnóstico para a lesão, segundo Luria.

5) Lesões da divisão frontal do cérebro: em geral a dificuldade não é primariamente de ordem escrita, uma vez que as formas de desintegração das funções mentais complexas, características da síndrome frontal, são refletidas na escrita. Os indivíduos apresentam uma inércia considerável, com micrografia e desistência inicial do

ato de escrever. Começam a escrever a palavra solicitada e abruptamente param ou escrevem letras cada vez menores até que estas se tornam completamente ilegíveis. A alteração do papel regulador da linguagem sobre outros processos cognitivos é geralmente refletida em sua escrita. Embora a escrita de palavras simples não cause dificuldades particulares, tão logo o paciente tenta colocar seu pensamento no papel, o distúrbio se revela. Quando começam a escrever, mantêm-se repetindo a primeira frase sempre.

Assim sendo, de acordo com as observações de Luria, verifica-se que as alterações específicas de processos cognitivos, como a fala, a escrita, a leitura e o cálculo, podem surgir com lesões corticais totalmente diferentes pela localização, o que, definitivamente, contraria as teoriás clássicas localizacionistas. Cabe acrescentar que a concepção de linguagem explorada na obra de Luria é do tipo funcionalista. Sua descrição de síndrome frontal, na qual ele exclui do quadro sindrômico problemas especificamente afásicos, atribuindo ao comportamento do indivíduo (acrítico, adinâmico) as causas das alterações de linguagem, é indicativa da exclusão de questões pragmático-discursivas no tratamento do fenômeno lingüístico (Gandolfo, 1996).

Quais as limitações da concepção funcionalista no campo da Neuropsicologia? Ora, os fenômenos de linguagem contemplados nas tipologias descritas por Luria dizem respeito apenas aos níveis fonológico, sintático e semântico. Dessa forma, os fenômenos de ordem pragmática são considerados restritos ao âmbito comportamental, isto porque questões relativas ao uso da linguagem, como as inferências ou o reconhecimento de normas conversacionais, não são contempladas como atos de linguagem.

O que vemos nesse tipo de análise é uma visão ainda "dicotomizada" da linguagem oral e da escrita. Isto fica claro na classificação luriana das afasias, baseada em antinomias tradicionais (codificação × decodificação; sensório × motor; emissão × recepção; produção × compreensão; aferente × eferente). Uma das conseqüências principais desse tipo de visão seria a descrição semiológica, a elaboração de testes e, conseqüentemente, de classificações que levam em consideração processos lingüísticos independentes e autônomos, como se cada um envolvesse estruturas isoladas e distintas, reunidas apenas em função das modalidades afetadas (fala, audição, escrita, leitura).

31

Contribuições da Perspectiva Sócio-Histórica para o Estudo da Linguagem Escrita

Sabe-se que os processos lingüísticos não são autônomos. Se assim fossem, não seriam interdependentes em sua aquisição e em sua "dissolução". Vale a pena relembrar a relação entre a oralidade e a escrita estabelecida por Vygotsky (1931/1988) durante a fase de aquisição da linguagem escrita. Para o autor, a escrita seria um simbolismo de segunda ordem que gradativamente torna-se um simbolismo direto, de primeira ordem. Isso significa que a linguagem escrita é constituída por um sistema de signos que designam os sons e as palavras da linguagem falada, signos das relações e entidades reais. Gradualmente, o elo intermediário, a linguagem falada, desaparece, e a linguagem escrita converte-se num sistema de signos que simboliza diretamente as entidades reais e as relações entre elas.

O gesto também é importante como signo visual inicial, que contém a futura escrita da criança: é a "escrita no ar". Os signos escritos são em geral gestos simples que foram fixados culturalmente. Existem dois outros domínios em que os gestos estão ligados à origem dos signos escritos: primeiro, o dos rabiscos, em que as crianças dramatizam, demonstrando por gestos o que deveriam mostrar por desenhos; segundo, a esfera de atividades que une os gestos e a linguagem escrita em jogos: a utilização de alguns objetos como brinquedos e a possibilidade de executar, com eles, um gesto representativo.

O desenho é, então, um estágio preliminar no desenvolvimento da linguagem escrita nas crianças, e seu desenvolvimento se dá pelo deslocamento do desenho de coisas para o desenho de palavras. Os símbolos escritos são de segunda ordem, pois funcionam como designações de símbolos verbais. A compreensão da linguagem escrita é efetuada primeiro por meio da linguagem falada. No entanto, gradualmente, essa via é reduzida, abreviada, e a linguagem falada desaparece como elo intermediário. A linguagem escrita adquire, então, caráter de simbolismo direto, passando a ser percebida da mesma maneira que a falada.

Ao enfatizar as características específicas da linguagem escrita, Vygotsky (1934/1987) ressalta que lhe falta o material básico da fala: o material sonoro. O resultado disso é que as características das condições psicológicas da linguagem escrita são muito diferentes da

32

linguagem oral. Embora na linguagem oral a criança alcance um alto nível de abstração com respeito à palavra-objeto, com a linguagem escrita ela é presenteada com uma nova tarefa: deve abstrair o aspecto sensorial da fala.

Para Vygotsky, a linguagem escrita difere da oral do mesmo modo que o pensamento abstrato difere do pensamento gráfico. Isto significa que a linguagem escrita não pode repetir o estágio de desenvolvimento da linguagem oral. A natureza abstrata da linguagem escrita – o fato de que é pensada mais que pronunciada – representa uma das grandes dificuldades encontradas pelas crianças em seu domínio. A linguagem escrita requer uma dupla abstração para a criança, uma abstração dos aspectos auditivos da fala e uma abstração do interlocutor.

Analisando mais detalhadamente as diferenças entre a oralidade e a escrita, Vygotsky conclui que todos os sons da palavra devem ser diferenciados na linguagem escrita, enquanto na linguagem oral ela é pronunciada automaticamente e sem nenhuma segmentação de sons. A criança não tem consciência de como os sons são pronunciados, ela não produz intencionalmente cada pronúncia separada. Na linguagem escrita ela deve ser consciente da estrutura da palavra, deve dividir e recriar os sinais escritos. Isto significa que a linguagem escrita possui características diferentes da linguagem interna e da linguagem oral. Para o autor, a linguagem escrita força a criança a atuar mais intelectualmente. Isto requer consciência e conhecimento, sobretudo do processo da fala.

Adotando um ponto de vista vygotskiano, Lacerda (1993) questiona a idéia já enraizada na literatura de que as crianças que não falam, ou que tenham a comunicação muito prejudicada, não sejam capazes de se alfabetizar. A autora discute a questão por meio de um estudo de caso de uma criança de nove anos que apresenta a linguagem preservada, apesar de uma dispraxia bucofacial que resulta em uma produção oral muitas vezes ininteligível. Essa criança, apesar dos problemas de fala, consegue se alfabetizar e utiliza-se da linguagem escrita como parâmetro dos fonemas da língua. Em casos como esse, segundo a autora, a escrita materializa a fala, permitindo à criança uma análise e uma organização melhores do que sua articulação.

Nessa análise ocorre um movimento inverso ao ocorrido nas práticas pedagógicas, e observa-se que o sucesso da aquisição de escrita consiste em seu afastamento da oralidade. Para Lacerda (op. cit.), há fatos que contribuem para essa afirmação, já que é possível encontrar crianças que se comunicam verbalmente de forma satisfatória e que não conseguem alfabetizar-se, e outras com sérios problemas em sua linguagem oral que se alfabetizam plenamente. Nas palavras da autora:

> "[...] esses casos indicam a necessidade de uma revisão de parâmetros adotados, apontando para a importância de um exame mais detalhado das relações entre oralidade e escrita e entre as diversas esferas da atividade simbólica na criança" (op. cit. p. 66).

A autora ressalta, ainda, a importância de entendermos melhor a função descrita por Vygotsky e que se refere ao processo da linguagem oral como elo intermediário, o que pode ajudar a compreender qual a importância da oralidade na construção da escrita. No caso descrito por ela, a criança serve-se de sua oralidade para refletir os modos de construção da escrita, muitas vezes cometendo "erros" porque se baseou na oralidade. O que poderíamos, então, pressupor no caso de afásicos? Não poderíamos ter o processo inverso? Além disso, levando em conta que há afásicos que falam melhor do que escrevem ou que escrevem melhor do que falam, não poderiam estes últimos utilizarem-se da escrita para (re)construir sua fala? Se assim for, temos um simbolismo de primeira ordem (neste caso, a escrita) que serviria como um "elo" para o simbolismo de segunda ordem (neste caso, a fala). Dessa forma, a escrita funcionaria como recurso de orientação para a fala. A linguagem oral, assim, se (re)construiria sobre a escrita na medida em que ao escrever os sons da fala os utilizaríamos como apoio da oralidade.

Sobre a relação entre a fala e a escrita na deficiência auditiva, Brito (1992) ressalta que na fala, devido ao tipo de interação entre os interlocutores, constatam-se algumas especificidades: maior dependência contextual, maior uso de repetição lexical e ausência de certas estruturas morfossintáticas, tais como: subordinadas, passivas, nominalizações, entre outras estruturas que seriam próprias da escrita. A autora ressalta que existem diferentes níveis de escrita e de fala, dependendo do gênero e do registro de linguagem, já que a escrita formal se distanciaria mais da fala informal do que da fala formal.

Analisando a importância da fala para a mediação da escrita em surdos, a autora ressalta que, dada a função mediadora que desempenha nos processos de aquisição da escrita, é na linguagem de sinais que o surdo pode apoiar-se para efetuar a leitura da palavra escrita. Reconhece-se que há a intermediação da "fala" no processo de aprendizagem da escrita. A "fala", para o surdo, seria a língua de sinais, importante na interpretação de textos, na criação de expectativas e na (re)criação do discurso escrito.

A autora conclui que, dadas as diferenças estruturais entre fala e escrita, parece mais adequado tratá-las como duas línguas diferentes do ponto de vista formal. Do ponto de vista cognitivo, entretanto, a fala e a escrita não constituem sistemas inteiramente autônomos, posto que a aprendizagem eficaz da segunda pressupõe a instalação anterior da primeira no aprendiz.

Smolka (1993), em estudo centrado em uma criança de primeira série, observou o que ela falava enquanto escrevia e o que ela escrevia enquanto falava. As considerações da autora a esse respeito são:

1) a vocalização da criança tem um caráter de "fala egocêntrica", na medida em que a criança fala alto – para si ou para nenhum ouvinte em particular;

2) essa fala – produzida por uma criança de sete anos na realização da tarefa de escrever um texto – não apresenta características elípticas ou abreviadas, indicativos de uma atrofia (conforme Piaget) ou de internalização (segundo Vygotsky);

3) a estrutura expandida ou estendida da fala egocêntrica nessa situação apresenta segmentações e repetições;

4) extensão, segmentação e repetição apresentam-se como indícios de objetivação, nas quais se esboçam princípios de análise da dimensão sonora da produção textual (oral/escrita);

5) no processo dessa produção observa-se que, por um lado, a fala é o texto sendo escrito, e que, por outro, o texto escrito não é o falado.

A autora ainda destaca que o objetivo da atividade em questão não é falar o texto, mas escrever o texto, e a fala (oralidade), nesse caso, aparece a princípio como mediação. A criança fala o texto: ela diz fluentemente o que ela quer escrever. O texto "não sai pronto".

Ela vocaliza porções, em sua maioria silábicas, do texto, recorta o fluxo contínuo da fala, mas retoma a "leitura fluente" das marcas escritas. Na realidade, a criança avança na escritura pela retomada – e expansão – constante da oralidade. Levando essas considerações para o campo das afasias, pode-se questionar: o texto escrito é idêntico ao falado? Veremos que nem sempre há coincidências entre o que se escreve e o que se fala. Por isso é importante entender melhor as relações lingüísticas entre essas modalidades.

Semelhanças e Diferenças Formais e Discursivas entre a Oralidade e a Escrita: Contribuições da Lingüística

Para entender melhor a relação entre oralidade e escrita é importante também considerar as relações que a Lingüística estabelece entre essas duas modalidades, e a partir daí incluir essas relações no estudo das afasias. Inicialmente, vale lembrar que a Lingüística tradicional reforçou as hipóteses encontradas na Afasiologia sobre a relação entre oralidade e escrita. Nas palavras de Saussure (1914/1981, p. 34), "língua e escrita são dois sistemas distintos de signos; a única razão de ser do segundo é representar o primeiro". Com isso, a relação entre a linguagem oral e escrita fica estabelecida como sendo do tipo representacional. Tal função representacional da escrita ainda prevalece para alguns autores.

É por este motivo que torna-se importante discutir as semelhanças e diferenças formais e discursivas entre a linguagem escrita e a oral, e faz-se premente esclarecer a natureza das práticas sociais que envolvem o uso destas linguagens. As práticas sociais determinam o lugar, o papel e o grau de relevância da oralidade e da escrita numa sociedade. Fornecem, além disso, uma justificativa para que a questão da relação entre ambas seja posta no eixo de um *continuum* tanto sócio-histórico quanto tipológico.

Acredito, então, que um primeiro passo seria entender as relações entre a fala e a escrita dentro de um *continuum* que, sem anular as diferenças, procura localizá-las num quadro de relações dinâmicas em que se tenta evitar dicotomias estanques. Inicialmente, estabeleceu-se uma visão dicotômica da relação entre a oralidade e a escrita, que resultou numa caracterização baseada em diferenças.

Essas características foram estabelecidas tendo como parâmetro o ideal da escrita. Costuma-se olhar a linguagem falada por meio das lentes de uma gramática projetada para a escrita, o que leva a uma visão preconceituosa da fala (descontínua, pouco organizada, rudimentar, sem qualquer planejamento) e que chegou a ser comparada à linguagem rústica das sociedades primitivas ou a das crianças em fase de aquisição de linguagem. Vejamos, no quadro abaixo, as diferenças mais recorrentes na distinção entre a oralidade e a escrita:[7]

FALA	ESCRITA
contextualizada	descontextualizada
implícita	explícita
redundante	condensada
predominância do "*modus* pragmático"	predominância do "*modus* sintático"
fragmentada	não fragmentada
incompleta	completa
pouco elaborada	elaborada
pouca densidade informacional	densidade informacional
predominância de frases simples ou coordenadas	predominância de frases complexas com subordinação abundante
pequena freqüência de passivas	emprego freqüente de passivas
poucas nominalizações	abundância de nominalizações
menor densidade lexical	maior densidade lexical

Um outro ponto de vista, diferente desse, que marca a postura de Koch (1998) e Marcuschi (1994 a/b, 1995) e da qual compartilho, entende a fala e a escrita como duas modalidades de uso da linguagem que empregam o mesmo sistema lingüístico, mas possuem características próprias, o que significa que a fala e a escrita não devem ser vistas de forma dicotômica.

Os textos escritos podem situar-se tanto próximos ao pólo da fala conversacional (bilhetes, cartas familiares, textos de humor, por exemplo), quanto os textos falados podem situar-se próximos ao pólo da escrita formal (conferências, entrevistas profissionais para altos cargos administrativos e outros). Podem existir ainda tipos mistos, além de muitos outros intermediários.

---

7. Este quadro foi reproduzido de Koch (1998, p. 62).

Sobre a questão de alguns autores defenderem a idéia de que ligada à fala está a implicitude e à escrita está a explicitude, é importante ressaltar que a explicitude é uma função do conteúdo, estratégia de produção textual, e não da modalidade da linguagem, já que os textos escritos e orais abstratos apresentam três vezes mais informações inferíveis que as narrativas orais e escritas.

Em relação à contextualização, na fala, e à descontextualização, na escrita, todos os tipos de uso lingüístico, sejam eles de que gênero e de que modalidade forem, fala ou escrita, sempre devem ser contextualizados de algum modo. A diferença estaria na natureza – ou no tipo – do contexto necessário para a realização do trabalho lingüístico-discursivo. Uma análise adequada da relação fala-escrita sob o ponto de vista da inserção situacional tem que considerar a diferença dos modos de produção das duas modalidades, isto é, oralidade e escrita.

Marcuschi (1994b) ressalta que é óbvio que entre a fala e a escrita existem diferenças evidentes, como as baseadas no contexto situacional, mas também existem outras evidências menos óbvias, como as diferenças lingüísticas, cognitivas e tipológicas. No entanto, a escola tem trabalhado com uma visão dicotômica cristalizada entre a fala e a escrita cristalizada. Isto se funda numa sensação de descontinuidade da superfície, e não em estratégias de formulação lingüística. A fala e a escrita não são propriamente dois dialetos, mas sim duas modalidades de uso da língua, de maneira que um aluno, ao dominar a escrita, torna-se bimodal, ou seja, fluente em dois modos de uso, e não em dois dialetos.

Tfouni (1995), comentando a questão, afirma que a relação entre a escrita e a oralidade não é de dependência da primeira em relação à segunda, mas antes de interdependência. Ambos os sistemas de representação influenciam-se mutuamente. O discurso oral pode estar interpenetrado por características do discurso escrito e vice-versa. Se ao falar estamos aprisionados pela ilusão da completude, também ao escrever temos a ilusão da linearidade do pensamento, de transparência da linguagem, e a necessidade de imaginar um interlocutor ausente, muitas vezes fantasmático e idealizado, para quem precisamos "planejar" e "organizar" nosso discurso.

Fica patente, portanto, que a linguagem escrita não é um processo individual. Assim como a linguagem oral, a escrita necessita de um interlocutor, mesmo que ausente, para o qual precisamos planejar e organizar nosso discurso. No entanto, o que a Afasiologia tem privilegiado é o estudo da leitura e da escrita restrito ao seu caráter mais técnico, ou seja, desvinculado de seu caráter sociocultural (e lingüístico).

A língua não é um conjunto de normas fixas, estáveis, que os falantes "usam" e cuja significação estaria predeterminada no código lingüístico. É, sim, uma atividade realizada pelos falantes que, na interlocução, sob determinados sistemas de referência, constroem os mais diversos sentidos (Franchi, 1977/1992).

Sobre essa questão, Possenti (1995) comenta que as línguas não são internamente uniformes, mas sofrem um tipo de desequilíbrio estrutural: variam em praticamente todos os domínios (fonologia, morfologia, sintaxe). Dessa forma, as línguas não são códigos, não há uma isomorfia entre forma e conteúdo. Pode haver implícitos, por um lado, e redundâncias, por outro. Se não é código, seu funcionamento não é automático, ou seja, exige uma atividade dos interlocutores que nada tem a ver com serem codificadoras e decodificadoras.

Quando se toma a linguagem como sinônimo de código ou como estrutura, vários fatos importantes afeitos a ela ficam excluídos. Partindo dessas considerações, o compromisso da Neurolingüística é justamente considerar os objetos que ficam excluídos da abordagem afasiológica tradicional. Com isso, a leitura não pode ser vista apenas como uma forma de decodificação ou apreensão de um só sentido. Na perspectiva da Análise do Discurso, o texto não pode ser considerado como sendo tão-somente um produto, mas procura-se observar sua produção e sua significação. Ou seja, o leitor não apreende meramente o sentido que está no texto, mas também atribui-lhe sentidos.

O que ocorre é que essas considerações ficam à margem do estudo das afasias. A objeção que coloco pode ser expressa na seguinte questão: ao entender a leitura apenas como decodificação, não se está assumindo um reducionismo lingüístico, que toma a língua como código, além de um reducionismo neuropsicológico? Ora, na Afasiologia a concepção de linguagem que se tinha era de código, e essa concepção não dava – como não dá – conta de descrever as diferentes faces do objeto lingüístico, para além de uma metalinguagem gramaticalmente concebida, que podem ser afetadas pela afasia.

Na perspectiva discursiva considera-se não só o que está sendo lido; o que não está sendo lido também significa. Isto porque a escrita, assim como a oralidade, está repleta de pressupostos e subentendidos que permitem que os autores (ou locutores) digam sem dizer, anunciem um conteúdo sem assumir completamente sua responsabilidade. O texto exige que o leitor seja cooperativo, capaz de construir o universo de ficção com base nas indicações que lhe são fornecidas. Em outras palavras, deixa-se para o leitor as possibilidades de interpretação. Assim, o sujeito traz para a leitura sua experiência discursiva. O leitor deve construir sua história de leitura estabelecendo relações intertextuais (um texto tem sempre relação com outros textos) e, dessa forma, resgatar as histórias de sentidos no texto.

Do outro lado temos o autor. Ele é obrigado a tecer hipóteses sobre a decifração de seus textos, em que dizer nem sempre é dizer explicitamente. Isto ocorre para qualquer tipo de texto escrito, seja bilhete, carta, resenha, livro. Vê-se, com isso, que a leitura e a escrita estão longe de constituir um processo estático e homogêneo, como tem sido muitas vezes considerado nas práticas escolares que se baseiam na instrução formal. O processo de alfabetização tem sido descrito como se fosse idêntico aos objetivos que a escola se propõe enquanto lugar em que se alfabetiza. Contudo, a alfabetização, enquanto processo individual, não se completa nunca, visto que a sociedade está em contínuo processo de mudanças e a atualização para acompanhá-las é constante.

Vale ressaltar que há, em relação às práticas sociais de escrita, diferenças entre a alfabetização e o letramento. Segundo Tfouni (1995), a alfabetização pertence ao âmbito individual e o letramento ao social, cujo foco está nos aspectos sócio-históricos da aquisição da escrita. Isto significa que o letramento procura descrever o que ocorre nas sociedades quando adotam um sistema de escrita. Assim, o letramento tem como objetivo investigar não somente quem é alfabetizado, mas também quem não é, e, neste sentido, desliga-se de verificar o individual e centraliza-se no social.

Por ser de âmbito social, o letramento vem acompanhado de preconceitos, manipulações ideológicas e certos "mitos". O "mito" do letramento é considerado um conjunto de crenças e representações de natureza ideológico-cultural inerentes ao processo de letramento do tipo valorizado na escola e reproduzido pelas instituições de prestígio na sociedade burocrática, inclusive igrejas e sindicatos, segundo Signorini, 1994). Tais "mitos" são a representação das seguintes crenças: a aquisição da escrita implica a aquisição de habilidades cognitivas de ordem superior; aquele que não sabe ler nem escrever (analfabeto) é considerado como inferior; estudar (ler e escrever bem) está relacionado ao sucesso na esfera pública; saber escrever implica saber falar direito.

A escrita torna-se, então, um instrumento de discriminação. Isto ocorre porque os indivíduos vivem num mundo letrado que "impõe", de certa forma, o saber ler e escrever para todos. Haveria, levando em conta que nas afasias a linguagem escrita está alterada, identificação do afásico com esses mitos? O afásico perde a capacidade, não necessariamente total, para ler e escrever. Sendo assim, ele "participa" da discriminação de que fazem parte os analfabetos?

Uma vez que a nossa sociedade valoriza os atos de escrita e de leitura, os afásicos, que não fogem à regra, sendo considerados, muitas vezes, como os analfabetos diante do "poder" que o código escrito representa. Afinal, eles não conseguem ler e escrever da mesma forma que um sujeito alfabetizado "normal", não seguem os "padrões" exigidos pela sociedade e, portanto, são discriminados. Vale ressaltar que nas afasias a discriminação é ainda mais complexa do que nos analfabetos. Existe uma "doença" que impossibilita a leitura e a escrita, uma doença que reflete a incapacidade de o sujeito tornar-se um leitor e um escritor.[8] Assim, a patologia clínica acaba por refletir também a patologia social.

Considerar essas questões é lançar um "novo" olhar tanto sobre o sujeito afásico quanto sobre sua linguagem escrita. Assumir uma postura de trabalho discursivamente orientada tem como base uma concepção de linguagem enquanto atividade, enquanto trabalho entre os interlocutores.

---

8. Refiro-me, aqui, a leitor como aquele que lê e a escritor como aquele que escreve.

2

A Classificação das Alterações da Linguagem Escrita[1]

Déjèrine e o Início das Querelas Terminológicas

Em 1891, Déjèrine descreveu o caso de um indivíduo que perdeu subitamente a capacidade de ler e escrever e classificou essa alteração como cegueira verbal. Assim, com base em Déjèrine, a semiologia das afasias passa a compreender uma "vasta" classificação dos distúrbios de leitura e de escrita nos afásicos. Há uma verdadeira floresta terminológica e uma grande confusão conceitual em torno dessas alterações. A variedade de terminologias utilizadas para a classificação desses distúrbios já é amplamente conhecida: agrafia, alexia, agrafia pura, alexia sem agrafia, dislexia de superfície, dislexia profunda etc. Nos dias de hoje, o termo dislexia vem sendo largamente utilizado. O conceito, no entanto, nem sempre é capaz de se explicar ou dizer a que veio. Para a psicologia e, por que não dizer, para as áreas não-médicas, o termo tem seu sentido restrito às dificuldades educacionais. Já para a neurologia, o termo ganha amplitude, correspondendo a distúrbios neurológicos, chegando a abranger praticamente toda a sintomatologia das afasias. Vemos aqui a existência de "duas dislexias" que possuem a mesma terminologia e cujas bases explicativas são, contudo, distintas. A descrição da dislexia na li-

---

1. Parte deste capítulo foi publicada na revista *Distúrbios da Comunicação Humana*, V(12):2, 2001.

teratura neuropsicológica difere completamente da dislexia dita escolar. Ainda assim, ambas colaboram para uma visão altamente normativa da linguagem escrita, o que permite a patologização de processos normais encontrados na aquisição e desenvolvimento da linguagem escrita (cf. Coudry, 1987).

Autores como Freire (1997) e Zorzi (1996) concordam que ocorreu uma supergeneralização do termo dislexia (ou alexia, ou cegueira verbal congênita, ou estrefossimbolia, ou legastenia, ou tifolexia, ou ambliopia verbal, ou bradilexia, ou amnésia visual verbal, entre outros). Dislexia passou a designar toda e qualquer dificuldade para aprender a ler e a escrever apesar da integridade das capacidades intelectuais, perdendo a especificidade e podendo ser tudo, inclusive a justificativa para o fracasso da escola em desempenhar seu papel alfabetizador.

A neuropsicologia cognitiva passou a usar o termo dislexia adquirida em substituição a alexia. A abordagem cognitiva das perturbações neuropsicológicas postula que a cognição é o resultado da atividade de diversos sistemas mentais interativos, às vezes hierarquizados, que possuem características funcionais específicas. Sua metodologia baseia-se em propostas teóricas denominadas "modelos" ou "arquiteturas funcionais", as quais são confirmadas, refutadas ou complementadas valendo-se da observação comportamental de dissociação entre estímulos e tarefas encontrados em pacientes portadores de dislexia adquirida. Para Seron & Feyereisen (1995) os esquemas ainda não conseguem dar conta de nenhum problema de sintaxe, como o agramatismo e a dissintaxia, e nem de transtornos de evocação verbal presentes na maioria das afasias. Por outro lado, o poder explicativo de tais esquemas é, em geral, do tipo "tudo ou nada". Esses modelos permitem prever o que ocorre se uma via córtico-cognitiva está rompida ou um centro destruído. No entanto, raras são as vezes em que a patologia é delimitada, e geralmente ocorre uma gama de transtornos e sintomas que a investigação neurolingüística contemporânea se esforça por compreender. De um modo geral, esses modelos dão conta, aproximadamente, da ausência de condutas. Mas não têm poder explicativo no que se refere às transformações que sofrerão as condutas ou os processamentos normais.

44

As Classificações

As classificações ou tipologias das afasias, é bom ressaltar, diferem muito pouco entre si. Estas classificações, as quais mencionarei a seguir, fazem parte de uma lista apresentada por diversos autores, entre eles: Luria (1980); Ardila & Ostrosky-Solís (1995); Barbizet & Duizabo (1985); Hécaen & Albert (1986); Gil (1992); Parente (1995). Cito a seguir, resumidamente, as descrições dos problemas de linguagem escrita na literatura tradicional.

Alexia

Alexia literal ou alexia com agrafia: neste distúrbio a percepção de grafemas está preservada. No entanto, a diferenciação visual de seus signos está interrompida: o sujeito pode confundi-los (m/n, k/x, por exemplo). Nas formas menos graves, o sujeito é capaz de reconhecer letras impressas, mas não consegue ler uma carta com letra manuscrita. Esse tipo de alexia relaciona-se com uma lesão parieto-occipital posterior e parieto-occipital do hemisfério esquerdo.

Alexia verbal ou alexia sem agrafia: nestes casos os sujeitos podem reconhecer letras isoladamente, mas não podem compreender palavras. Quando confrontados com palavras, eles juntam letra por letra antes de serem capazes de identificá-las, e estas não podem ser reconhecidas, mesmo sendo familiares (nem símbolos, como USA, por exemplo).

Alexia frontal: refere-se a uma dificuldade na leitura, própria da afasia de Broca, na qual aparece uma leitura agramatical e mal seqüenciada.

Alexia espacial: refere-se à aparição de dificuldades na leitura como conseqüência de alterações espaciais que ocorrem em lesões do hemisfério esquerdo.

Alexia agnósica: neste caso as letras (alexia literal) e as palavras (alexia verbal) não são identificadas como símbolos gráficos; o sujeito é capaz de escrever sem conseguir ler o que está escrito. Esse distúrbio de linguagem escrita é muito raro e pode persistir em certos indivíduos que recuperam a linguagem oral.

Alexia pura sem agrafia (cegueira verbal pura): trata-se de uma agnosia visual particular, especial para símbolos gráficos da escrita.

Alexia afásica: neste caso a escrita e a leitura estão profundamente perturbadas. Enquanto o sujeito lê seu nome ou palavras simples, rapidamente surgem paralexias. Este distúrbio acentua-se na leitura dos textos: mesmo sendo familiares, tais palavras não podem ser reconhecidas, finalizando em jargão. Alguns sujeitos são capazes de ler um texto curto em voz alta, sem compreender o seu sentido.

Alexia para sentenças: neste caso a habilidade para ler palavras está preservada, assim como a habilidade para ler números. A dificuldade encontra-se na leitura e na compreensão de sentenças.

Alexia global: trata-se de uma incapacidade para ler letras e palavras, apesar de não haver alteração na leitura de números simples e complexos.

Alexia periférica: este distúrbio aparece quando a ruptura encontra-se fora dos processamentos das vias lexicais[2] e perilexicais.

Alexia central: este distúrbio surge quando a ruptura cognitiva encontra-se nos processamentos internos das vias lexicais ou perilexicais.[3]

Agrafia

Agrafia pura: quanto a este distúrbio, discute-se a existência de uma desordem isolada primariamente da escrita. A agrafia iso-

---

2. Segundo Parente (1995), os modelos cognitivos da leitura ocorrem por duas vias distintas: a) lexical: processa o estímulo gráfico em nível morfêmico (a palavra toda); b) perilexical: processa elementos que compõem o morfema, as palavras, as sílabas e os grafemas.

3. A alexia central e a periférica são descritas por Parente (1995). Observa-se que, em relação aos tipos de descrições de alexias realizadas anteriormente, há diferenças marcantes. Isto ocorre pelo padrão de análise utilizado pela autora, de cunho cognitivista. A abordagem cognitivista das perturbações neuropsicológicas, como a utilizada no estudo dos distúrbios de leitura, postula que a cognição é o resultado da atividade de diversos sistemas mentais interativos, às vezes hierarquizados, que possuem características funcionais específicas. Sua metodologia baseia-se em propostas teóricas denominadas "modelos" ou "arquiteturas funcionais", as quais são confirmadas, refutadas ou complementadas baseadas na observação comportamental de dissociação entre estímulos e tarefas encontrados em pacientes portadores de dislexia adquirida. Vê-se que a visão de linguagem que essa teoria apresenta parte de funções dissociadas entre si (linguagem oral, escrita, leitura, processamento de compreensão lexical).

lada seria secundária à lesão da parte posterior da região F2 do hemisfério esquerdo e inscreve-se mais freqüentemente no contexto da afasia de Broca.

Agrafia afásica: acompanha perturbações da linguagem oral. A produção escrita é, como a produção oral, reduzida, com omissões de letras, de palavras, e uma melhora no ditado.

Agrafia parietal: caracteriza-se por uma má utilização do espaço, em que margens excessivas traduzem negligência de um e outro hemi-espaço. As linhas são irregulares ou descem de forma anárquica. A cópia pode ser mais difícil que a escrita espontânea ou ditada. Neste tipo de agrafia a construção de palavras com o auxílio de letras cubos mostra-se bem melhor.

Agrafia ideacional: neste caso a cópia está preservada, mas há incapacidade para escrever espontaneamente.

Agrafia apráxica: trata-se de agrafia devido a distúrbios gestuais, como, por exemplo, a incapacidade de manipular instrumentos.

Dislexia

DISLEXIAS CENTRAIS

Dislexia de superfície: caracteriza-se pela preservação da capacidade de leitura de neologismos e palavras regulares, mas há falhas nas irregulares. Outra dificuldade do sujeito é dar a tonicidade correta das palavras segundo regras prosódicas.

Dislexia profunda: caracteriza-se pela incapacidade de ler ou escrever neologismos, produzir trocas semânticas derivacionais e visuais. Há uma incapacidade no uso da via lexical (incapacidade de ler neologismos) e perilexical (presença de paralexias semânticas).

Dislexia fonológica: neste caso, o sujeito apresenta boa leitura para palavras ditas reais, mas haveria uma dificuldade importante na leitura de não-palavras. Sua interpretação cognitiva resulta de uma falha exclusiva na via perilexical.[4]

---

4. Vidigal & Parente (1995) levantam a hipótese de a dislexia fonológica ser uma evolução da dislexia profunda com melhora das habilidades de emparelhamento e conversão entre as memórias lexicais. Os autores afirmam que "[...] podemos realmente pensar nas dislexias profunda e fonológica como uma mesma síndrome com graus de comprometimento di-

Dislexia assemântica: neste caso há uma capacidade preservada de leitura de palavras regulares e irregulares, mas os sujeitos não compreendem o que leram em voz alta. Há ruptura significativa do sistema semântico.

Dislexias Periféricas

Dislexia de leitura letra-por-letra: também chamada alexia sem grafia. Caracteriza-se por uma extrema lentidão na leitura e pelo efeito de extensão da palavra. O sujeito parece só reconhecer uma palavra após o reconhecimento individual de cada letra.

Dislexia por negligência: os indivíduos manifestam uma dificuldade de tratamento da informação no hemicampo esquerdo e, em alguns casos, no direito. A parte negligenciada pode refletir uma divisão com critérios visuais ou a composição lingüística, quando há omissão de morfemas.

O Afásico é Disléxico?

É importante enfatizar que a dislexia relaciona-se a uma dificuldade na aprendizagem da leitura e da escrita, e não pode ser aplicada às afasias. O indivíduo com dislexia nunca aprendeu a ler ou a escrever anteriormente e sempre apresentou em sua vida pregressa uma dificuldade em relação à linguagem escrita. Este não é o caso de afásicos alfabetizados.

A questão que se coloca quanto a esse ponto é: pode-se admitir que o sujeito afásico seja também disléxico? Quando se admite isso, está-se, de um lado, correndo o risco de contribuir com essa "confusão" terminológica que a dislexia implica. De outro, está-se reduzindo as alterações de escrita e de leitura de sujeitos afásicos à dislexia. De onde quer que se olhe, essa questão é sempre muito complicada. De todo modo, parece haver sempre certa arbitrariedade no uso das terminologias.

---

ferentes. Na dislexia fonológica encontram-se as mesmas lesões que na profunda, porém um melhor emparelhamento entre o léxico de saída e a memória semântica, e portanto são poucas ou ausentes as paralexias semânticas" (op. cit., p. 184).

E qual seria a relevância teórica de uma mera substituição terminológica? O que parece ser mais condizente, do ponto de vista semiológico, com os distúrbios apresentados? Se o problema todo fosse apenas terminológico, dever-se-ia utilizar os termos "alexia fonológica", "alexia de superfície", "alexia profunda" e tantos outros restritos ao que a literatura entende por dislexia.

Silveira e Parente (1995) afirmam que a dislexia de leitura letra-por-letra foi descrita anteriormente com outra terminologia por Déjèrine (1891): cegueira verbal pura, alexia pura, alexia agnósica, dislexia de soletração e dislexia da forma da palavra. Apesar de ressaltarem a variedade de terminologias para uma mesma "patologia", os autores não discutem os motivos dessa variedade, tampouco a adoção de um termo em detrimento dos outros.

O que subjaz a essa floresta terminológica é a concepção de linguagem escrita que os autores possuem, explicitamente ou não. O "caos" reinante tem a ver, ainda, com a própria concepção de linguagem e de funcionamento córtico-cognitivo implicada. Além disso, essa concepção não considera as relações que se estabelecem entre oralidade e escrita, e nem o caráter multifuncional que a escrita apresenta em algumas situações.

O que é importante ressaltar é que a óptica pela qual se tem examinado as alterações da linguagem escrita nas afasias pode ser mudada: em lugar de observar os atos de leitura e de escrita enquanto produto homogêneo e definidor de uma sintomatologia e de uma classificação, pode-se alternativamente tomar a atividade escrita como processo que evidencia a natureza das práticas sociais e como lugar onde o funcionamento intelectual (também) pode ser investigado. Para essa substituição do produto pelo processo, enquanto objeto de análise, a metodologia e os postulados teóricos de uma Neurolingüística de cunho discursivo demonstram uma diferença extremamente significativa.

Essa abordagem impede que a escrita e a leitura sejam vistas como produtos finais, para que, assim, sejam consideradas parte de um percurso que o sujeito faz e que se apresenta como lugar privilegiado para compreender a natureza do processo a que o sujeito é submetido pela própria língua, por sua individualização e pela a heterogeneidade da linguagem. Trata-se, pois, de considerar que o afásico está envolvido em atividades significativas de linguagem, em meio a contingências discursivas, atuando como sujeito para produzir e interpretar sentidos: contar, comentar, perguntar, sugerir, pedir, estreitar relações etc.

Fica patente que a questão das práticas sociais tem sido deixada de lado na avaliação e classificação das alterações da linguagem escrita nas afasias. O que ocorre, no entanto, é que uma escrita que se revela desconexa, abreviada e incompleta, não pode ser classificada apenas segundo as regras de uma metalinguagem confundida com regras lógico-formais (ortográficas e gramaticais). Há muitos outros fatores envolvidos que fazem com que o afásico escreva desta ou de outra maneira, abrevie esta ou aquela palavra, leia de uma forma ou de outra. No entanto, nada disso é considerado nas classificações. Nelas, o que conta é pontuar, mensurar o grau de perda, diagnosticar o problema de escrita e de leitura. Faz-se isso sem levar em conta o sujeito na hora do teste, a sua história de leitor ou não-leitor.

Ledo engano supor que classificar implica solucionar. As classificações dão parcos indícios de como "resolver" o problema. Os indícios são dados pelos próprios afásicos: por sua linguagem escrita, pelo impacto da afasia, e pelas (novas) relações que eles passam a ter com sua linguagem (oral e escrita). As classificações não levam em consideração um sujeito que era leitor, que não deixa de ser, mas que não consegue mais ler.

Partindo desses pressupostos, acredito que o que subjaz à floresta terminológica que contempla a semiologia da linguagem escrita nas afasias é a concepção de linguagem que os autores possuem, explicitamente ou não. A pergunta que surge agora é: em que essas classificações "ajudam" a compreender a linguagem escrita ou o processo de (re)construção lingüístico-cognitiva do afásico? Quais as conseqüências das classificações ancoradas em atividades estritamente metalingüísticas? Ora, as classificações são consideradas importantes para a afasiologia tradicional porque são elas que colaboram para a definição do diagnóstico, ou seja, "constroem" a lista de sintomas que definem o distúrbio apresentado pelo sujeito.

Ao analisar a lista de sintomas presentes nas classificações de afasia observa-se que há alteração da linguagem escrita em praticamente toda a semiologia. Entretanto, a heterogeneidade de sintomas tenta capturar um fenômeno complexo transformando-o em algo homogêneo, o que se revela tarefa improdutiva. O fato é que um sintoma, ou um conjunto de sintomas, pode até permitir eventualmente uma classificação do tipo de distúrbio apresentado pelo sujeito, mas não revela os processos envolvidos na construção da escrita, nem leva em conta a relação do sujeito com a linguagem, assim como não fornece pistas para a reelaboração de dificuldades. Cada sujeito possui suas singularidades, e os ajustes entre os interlocutores (no caso, o examinador e o afásico) nem sempre se fazem da mesma maneira. Os testes acabam por igualar os sujeitos do ponto de vista lingüístico-discursivo, inclusive sem considerar aspectos sociolingüísticos, como a variedade utilizada pelo sujeito ou seus parâmetros culturais, não fornecendo, assim, um diagnóstico confiável. Principalmente quando a avaliação realizada está levando em consideração apenas os "sintomas" apresentados na hora do teste.

Assim sendo, considerando que a semiologia está diretamente relacionada com o diagnóstico, observa-se que os testes parecem fazer um papel "mediador" entre a teoria (que nem sempre é explicitada, vale ressaltar) e o que é identificado como o *corpus* que a justifica. Em outras palavras, os testes buscam encontrar alterações que possam ser "classificadas" de acordo com uma lista de sintomas já esperados. A concepção de linguagem presente nesse tipo de abordagem é basicamente estruturalista, ou seja, a subjetividade é substituída pela causalidade, e a linguagem reduzida à idéia de língua como estrutura (fechada).

Cabe, assim, perguntar: por que os testes se baseiam apenas na metalinguagem? Para responder, é preciso discorrer um pouco sobre os procedimentos de avaliação da linguagem escrita realizados na afasiologia. É o que analisaremos a seguir.

3

A Avaliação da Linguagem Escrita na Afasiologia

Tradicionalmente, avaliar implica medir, mensurar, aferir o quanto o indivíduo se aproxima ou se afasta do que é considerado "normal". Esse indivíduo considerado normal seria o constituído em conformidade com as normas, e o ser anormal consistiria, então, no que se afasta da grande maioria dos seres com os quais deve ser comparado. Essas normas são estabelecidas socialmente. Ou seja, a norma fixa o "normal" baseada em uma decisão normativa e acaba por impor ao sujeito todo um conjunto de "normalidades" ao qual deve corresponder. Cabe ao doente aproximar-se o máximo possível da norma, ou então buscar meios compensatórios para diminuir essa distância. Esse processo ocorre tanto em contexto normal (quando são discriminados os analfabetos, os pobres etc.) quanto em contexto clínico, em que, de fato, será feita uma "cisão", agora referendada por uma "autoridade", sobre quando se deixa de ser normal e passa-se a ser patológico.[1] Há uma linha tênue que delimita o que pode ser considerado normal. Tanto a distância quanto o

---

1. Fredman (1996) ressalta que, em função de uma "ideologia do bem falar", que está latente na subjetividade, geram-se relações de comunicação nas quais certos padrões de produção articulatória podem não ser aceitos, seja pelos que ouvem esse padrão, seja pelos próprios sujeitos que o produzem. A não-aceitação do padrão articulatório, por sua vez,

grau de proximidade com a normalidade são medidas pelo avaliador, geralmente por intermédio de procedimentos fechados de avaliação. Esse avaliador ocupa sempre o espaço da norma e por isso julga-se "superior", tendo o poder de definir quem escapa ou não a ela. Nesse caso, o indivíduo não pode ter características particulares, já que sua individualidade "compromete" a norma. Em outras palavras, a individualidade (como falar rápido demais, por exemplo) é vista como um desvio e, portanto, deve ser corrigida. Essa correção tem o objetivo de adequar o sujeito ao que deve ser considerado normal e evitar a discriminação. Discriminação esta de que são alvos os gagos, os afásicos, os surdos, os analfabetos, enfim, todos os que fogem à norma vigente (falar bem, escrever bem etc.). O avaliador acaba por ter um papel definido: caracterizar os desvios e propor ajustes e/ou compensações. O fato é que os procedimentos avaliativos comumente têm estabelecido como "normal" um falante ideal e um escritor e leitor também ideais. Os testes têm como base a norma-padrão do português (falado e escrito) e não levam em conta nem as diferenças socioculturais nem tampouco a relação particular de cada sujeito com sua linguagem.

Testes Avaliativos da Escrita nas Afasias

Uma rápida revisão na literatura tradicional sobre a avaliação da linguagem escrita de afásicos indica um mesmo procedimento, com pequenas alterações, utilizado para diagnosticar alterações de escrita e de leitura, nas mesmas bases da oralidade. Citarei a seguir os procedimentos de avaliação mais encontrados (e emblemáticos), sobretudo os que estão disponíveis em português.

---

quando vivenciada de forma significativa ao longo do tempo pelo sujeito que fala, em face da ideologia do "bem falar" latente na subjetividade, tem o potencial de mobilizá-lo a tentar falar bem. Há, assim, uma relação de mútua determinação, inter e intra-subjetiva, entre a "ideologia do bem falar" e a "imagem estigmatizada do falante".

M₁ Alpha[2]

O objetivo principal deste protocolo, segundo seus autores, é permitir uma rotulação nosológica tão unívoca quanto possível. Consiste em:

1. Entrevista dirigida
2. Compreensão oral das palavras, de frases simples, de frases complexas
3. Compreensão escrita de palavras, de frases simples, de frases complexas
4. Escrita copiada
5. Escrita ditada
6. Leitura em voz alta
7. Repetição
8. Denominação

A notação e a cotação são efetuadas sobre folhas *ad hoc*. Todas as "notas" inscritas no folheto de notação e de cotação mensuram o grau de insucesso, e não o de sucesso, nas diversas provas do módulo *Standard Inicial*.

Barbizet & Duizabo

Por sua vez, Barbizet & Duizabo (1985) servem-se da seguinte avaliação para a linguagem escrita:

1. Expressão escrita: cópia de letras, palavras e frases; ditado de palavras e de um texto curto; escrita espontânea; estudo da transcrição em letra cursiva de um texto escrito em letras maiúsculas.
2. Compreensão do material escrito: prova de correspondência de imagem; prova de correspondência de frase-ação; prova de execução de ordens escritas; resumo moral de um curto texto que acabou de ler.

---

2. O M₁ Alpha é o Protocolo Montreal-Toulouse para o Exame de Afasia (André Roch Lecours). A adaptação para o português foi realizada por Leonor Scliar-Cabral.

3. Transposição: repetição oral (transposição audiofonatória); leitura em voz alta (transposição audiográfica), cópia escrita (transposição visográfica).

Luria

Luria (1970), por exemplo, utiliza os seguintes procedimentos para avaliar a escrita e a leitura de afásicos:

1. Investigação da análise e da síntese: análise da quantidade de sons que constituem as palavras; nomeação dos sons que constituem a palavra na ordem em que o examinador solicitar; realização de sínteses de sílabas ou palavras de sons pronunciados isoladamente pelo examinador.[3]

2. Investigação dos processos de escrita: cópia de letras e palavras (manuscritas e de imprensa); análise da escrita automática (assinatura, endereço); ditado de letras isoladas; ditado de palavras simples e complexas; ditado de palavras que variam a composição fonêmica em sua estrutura (essa tarefa difere das anteriores porque nas outras o modelo fonêmico constituía-se de palavras significativas); nomeação de objetos e expressão de pensamentos na forma escrita.

3. Investigação da leitura: reconhecimento de letras isoladas (em suas diferentes formas gráficas); leitura de sílabas simples e complexas; leitura de palavras simples e complexas; leitura de sentenças.

A maioria dos testes utilizados em baterias-padrão para avaliar a linguagem escrita dos afásicos constitui-se desses mesmos procedimentos, com poucas diferenças. Parente (1995), por exemplo, acrescenta tarefas adicionais aos testes já citados anteriormente: leitura e escrita de palavras e não-palavras; palavras de ortografia re-

---

3. Segundo Luria (1970), a capacidade de análise e síntese acústica estão entre os pré-requisitos mais importantes para a leitura e a escrita. O autor utiliza ora a palavra "sons", ora a palavra "letras", como se fossem sinônimos, para a realização dessas atividades. Isto é um ponto confuso, já que uma palavra pode ter mais letras que sons e vice-versa. Ou seja, letras e fonemas são elementos distintos.

gular e irregular; palavras de função gramatical e palavras polimorfêmicas; capacidade de decisão lexical de palavras irregulares; identificação de palavras homófonas e heterógrafas; identificação de pseudo-homófonos de palavras irregulares; identificação de definições; identificação de erros ortográficos de natureza visual; repetição de neologismos.

Os dados lingüísticos obtidos nesse tipo de teste, que constituem a constelação semiológica dos problemas de linguagem escrita, são basicamente resultantes de aplicação de tarefas metalingüísticas, procedimentos de escrita relacionadas a si mesmos: palavras e frases soltas, descontextualizadas, sem qualquer valor intersubjetivo ou social. Ou seja, o sujeito praticamente não tem oportunidade de escrever um texto, de imaginar um interlocutor que sirva como referência empírica e/ou imaginária para quem está escrevendo etc. O afásico é avaliado exatamente como os alunos nos bancos escolares, por meio de tarefas fragmentadas como cópias, ditados, leitura em voz alta, palavras sem sentido, "fáceis" e "difíceis", letras isoladas etc., como se observa nas avaliações propostas por Azcoaga (1976); Horner, Dawdson, Heyman & Fish (1992); Chan (1992); Parente (1995); Watt, Jokel, & Behrmann (1997).

Ler e escrever sílabas, palavras ou frases isoladas não é o mesmo que escrever textos. A língua não existe em torno de sílabas, palavras ou frases isoladas, mas como texto. Ao ler palavras isoladas e desconhecidas, o afásico é obrigado a silabá-las ou soletrá-las porque não há contexto que sirva de referência para a atribuição ou constituição de sentido. A postura teórica utilizada nesses testes empenha-se em elaborar formas de avaliação de cada um dos componentes da linguagem, como se esta pudesse ser vista "de fora" quando, na verdade, estamos sempre "imersos nela". Essa forma de analisar busca e "encontra" os desvios pela própria concepção de linguagem que assume, anulando, assim, a possibilidade de estudar o trabalho do sujeito sobre a língua e seus vários recursos expressivos.

Os equívocos de uma avaliação descontextualizada são mostrados em trabalhos como o de Carbonell de Grampone (1982), que realizou testes com adultos bons leitores, os quais deveriam ler uma lista de palavras inventadas e desconhecidas. Nesses testes verificou-se que os sujeitos apresentavam uma espécie de "dislexia experimental". A autora concluiu que, ao se ler palavras isoladas e desconhecidas, somos obrigados a silabá-las ou soletrá-las, porque não há contexto, e é impossível "reconhecer" uma palavra que nunca vimos, nem tampouco "adivinhá-la" com êxito.

Assim, algumas tarefas propostas nos testes têm um conteúdo capaz de estimular atividades metalingüísticas específicas, e estas podem ser tomadas como déficit, pois exigem que o sujeito opere sobre a linguagem abstraindo seu uso efetivo e negligenciando os aspectos convencionais e interacionais. No entanto, as condições de produção desses testes não favorecem o desencadeamento dessas atividades, e as hipóteses e reflexões que o sujeito eventualmente constrói e explicita perdem-se por não estarem essas atividades incorporadas ao ponto de vista do examinador, privando-o de conhecer este percurso pessoal, variável de sujeito a sujeito.

É por isso que há a preocupação com a maneira pela qual a linguagem escrita é avaliada, a fim de que ela não privilegie apenas a atividade metalingüística[4] sobre todas as outras. No entanto, é importante ressaltar que não se trata de privilegiar um modelo teórico em detrimento de outros, mas sim de tomar como referencial, para a avaliação, uma concepção de linguagem como processo sócio-histórico, cuja origem possa ser rastreada em práticas discursivas, recolocando a questão do "distúrbio" em um referencial que considere os usos efetivos e comunicativos da língua, deslocando, assim, o lugar que a atividade metalingüística tem ocupado.[5]

---

4. Coudry (1986/1988) explica que "[...] a atividade metalingüística corresponde a tomar a linguagem como objeto de reflexão e falar sobre este objeto. A constituição da linguagem, enquanto objeto, implica a construção de um sistema nocional, que possibilita caracterizar a linguagem-objeto e representá-la em um sistema de referência em que a metalinguagem possa ser interpretada" (op. cit., p. 14). Ainda segundo a autora, os testes de modo geral envolvem tarefas metalingüísticas, e isso tem o poder de "agravar" as dificuldades dos pacientes, pois muitas atividades que eles não conseguem realizar sob a forma de teste realizam em situações que fazem sentido.

5. Tfouni (1995) afirma que "[...] a escrita somente faz sentido dentro de práticas de linguagem que permitam ao aprendiz olhar a escrita como um mediador entre ele, o mundo e o outro. É deste modo que o texto escrito assume suas verdadeiras características socioculturais."

Em suma, a avaliação da leitura e da escrita "contribui" para a formação conceitual que se tem da linguagem escrita na afasiologia. É por esse motivo que a insatisfação com a avaliação tradicional da escrita tem sido documentada por alguns autores (Parr, 1992; Pierce, 1996; Hough, 1996). O principal ponto em comum entre esses autores é a preocupação com o uso de tarefas relevantes e materiais apropriados para a avaliação e terapia de afásicos.

Parr (1992) afirma que a pesquisa sobre a prática diária de leitura e de escrita em sujeitos normais é capaz de trazer dados relevantes para a avaliação de uma pessoa afásica, por meio da correlação entre sujeitos de diferentes idades, posição social, estado civil e a importância que a escrita e a leitura têm em suas vidas. A premissa de seu estudo é que essas considerações devem servir como base para uma avaliação funcional de leitura e escrita em afásicos. A autora ressalta que apenas uma pequena parte de atividades com leitura e escrita são realizadas durante a avaliação e a terapia com os afásicos, e que é complicada a aplicação de testes americanos em pessoas de outros países devido à variedade cultural de cada país.

Concordando com esse ponto de vista, Edwards (1997) ressalta que atualmente os testes estão procurando avaliar os afásicos do modo mais social possível.[6] Segundo a autora, as terapias estão procurando tratar não só a linguagem oral, mas a escrita e a leitura num contexto que seja mais relevante para o indivíduo.

O fato é que a grande maioria dos testes de afasia tem privilegiado, e avaliado, basicamente, a metalinguagem. Ora, sabe-se que os afásicos têm dificuldades na realização de atividades metalingüísticas. Um teste que apresenta apenas esse tipo de atividade serviria para referendar os fracassos e pouco demonstraria os processos e as dificuldades reais pelos quais os sujeitos passam enquanto leitores e escritores. Somando-se a isso, quando saímos da escola, dificilmente nos deparamos com esse tipo de atividade.

Assim, vale a pena tomar como posto de observação dos fenômenos afásicos uma concepção de linguagem enquanto prática social. Por isso é importante levar em conta uma abordagem enun-

---

6. Cf. *Amsterdam Nijmegan Everyday Language Test; The Assessment Protocol of Pragmatic Linguistic Skill; Communicative Effectiveness Index.*

ciativo-discursiva da linguagem. Essa abordagem considera que a escrita, enquanto práxis discursiva, só é possível por um exercício de subjetividade, de trabalho lingüístico, de heterogeneidade, de possibilidade de conhecimento. Isto significa incluir a língua nas questões de subjetividade,[7] ou seja, tentar entender os procedimentos pelos quais o sujeito vai apropriando-se dos recursos que o possibilitam assumir seu papel de "sujeito da escrita", sujeito que, mesmo com dificuldades, é um leitor e um escritor.

Tomar a escrita enquanto prática social é também tomar o diálogo como natureza própria da linguagem, quer seja oral ou escrita.[8] Ao escrever também temos em mente um interlocutor para quem a mensagem será destinada. E isso ocorre quando escrevemos para outro interlocutor ou quando escrevemos para nós mesmos, como é o caso dos lembretes, dos diários, das anotações de telefones etc.

O interlocutor tem um papel fundamental no discurso escrito, assim como no oral. A depender do interlocutor, podemos ser mais formais, menos formais, mais explícitos, menos explícitos, mais preocupados com erros (como na hora da avaliação). Enfim, a escrita deve ser considerada um diálogo entre dois interlocutores, um diálogo que na maioria das vezes é *off-line*, mas que também pode ser *on-line* (como nas salas de bate-papo da Internet).

A escrita nos permite uma variedade de configurações textuais: poemas, poesias, cartas, crônicas, bilhetes, panfletos, contos, me-

---

7. Para Benveniste (1986/1988) "[...] é na linguagem e pela linguagem que o homem se constitui como sujeito (op. cit., p. 289)"; a subjetividade passa então a ser a possibilidade do locutor para propor-se como sujeito.

8. A origem da teoria da ação dialógica provém de Bakhtin (1929/1981), para quem o diálogo é a própria condição da linguagem e do discurso. Assim, o discurso não é individual porque se constrói entre pelo menos dois interlocutores, que por sua vez são seres sociais. Também não é individual porque se constrói como um diálogo entre discursos outros (enunciados dispersos na cultura). A noção de discurso tem um princípio dialógico inerente a si mesmo de três ordens: a) é dialógico porque a enunciação tem uma orientação social, é orientada para o outro e é por ele determinada; b) é dialógico porque sua compreensão depende de formulação ativa de resposta, de contrapalavras; c) é dialógico porque é essencialmente polifônico. (cf. Garcez, 1988).

mórias, listas, diálogos, descrições, entre outras. E para cada tipo de texto há um conjunto de traços lingüísticos específicos. Uma narrativa, por exemplo, envolve determinado tempo verbal, tipo de predicado, encadeamento sintático. Já a carta é um gênero que envolve subgêneros: carta informativa, cartas pessoais, cartas de negócios etc.[9]

Vê-se, com isso, que a produção textual é uma atividade complexa, de caráter lingüístico e discursivo, e por isso envolve uma série de fatores: planejamento e organização dos enunciados, conhecimento gramatical, conhecimento de mundo, diferentes formas de interação, escolha do léxico, envolvimento do autor com o texto, com o leitor imaginário, com o tópico em questão, entre outros.[10] Isso quer dizer que há componentes diferenciados para cada situação discursiva.

Vale lembrar ainda que o discurso escrito, como o oral, é um efeito de sentido entre os interlocutores (Pêcheux, 1969/1990). Assim, a leitura não é apenas uma decodificação. O sentido não é dado pelo texto, mas pelo leitor. Por isso, ao escrever um texto, o sentido pretendido pelo autor pode ser "X", e o leitor pode entender "Y". A resposta à pergunta "o que você entendeu do texto?" tem que ser analisada levando sempre em consideração o leitor, já que pode haver mais de uma possibilidade de interpretação.

Não é à toa que quando lemos um texto pela segunda vez, após um período de tempo relativamente longo, descobrimos sentidos novos, diferentes da primeira leitura. Durante o tempo em que nos afastamos do texto fizemos outras leituras, adquirimos novas experiências, aprendemos mais. Enfim, mudamos. Isso faz com que mude também o sentido que havíamos atribuído ao texto anteriormente, faz com que a relação intertextos se dê de forma diferente.

Quando pedimos para alguém ler um texto, para avaliar sua compreensão da leitura, será que levamos em consideração esses

---

9. Para maiores esclarecimentos sobre as variações tipológicas do gênero carta ver Silva (1997).

10. Segundo Koch (1998), o processo de produção textual envolve três grandes conhecimentos: lingüístico (gramatical, lexical), enciclopédico (conhecimento de mundo, memória) e interacional (formas de interação pela linguagem).

aspectos? O leitor traz para a leitura sua experiência discursiva, e ela é particular. Ele faz sua própria relação intertextos. De acordo com Maingueneau (1996), o leitor não é de todo livre. O texto exige que o leitor seja cooperativo, seja capaz de construir um sentido com base nas indicações que lhe são fornecidas pelo autor.

O autor, de seu lado, é obrigado a tecer hipóteses sobre a decifração de seus textos. Um texto escrito não possui uma representação exata, o sentido não é transparente, nem tudo o que se escreve é exatamente igual àquilo que se pensou (e pretendeu escrever). Ou seja, na escrita, o sujeito (afásico ou não), tem a ilusão da completude, do controle do sentido sobre o que escreve. Por isso, quem se serve da escrita acredita que "planejou" e escreveu exatamente o que pretendia. Essa é uma ilusão que todos temos.

Estratégias de Avaliação[11]

Com base no que foi discutido anteriormente, acredito que elaborar princípios avaliativos para as afasias baseadas em uma perspectiva discursiva pode ser julgado como um desafio. Isso porque, quando se pretende levar em consideração as "multifacetas da linguagem", torna-se difícil elaborar protocolos fechados que possam dar conta de sua complexidade. Dessa forma, descreverei, a seguir, estratégias gerais que têm como pressuposto básico as condições de produção discursivas na prática clínica, isso de acordo com a concepção teórica em que me coloco. Ressalto que chamo de estratégias porque tais práticas têm um caráter geral, cabendo ao avaliador conhecer as particularidades das atividades de leitura e de escrita que são significativas para cada sujeito no contexto de avaliação.

Durante a avaliação (discursiva) da linguagem oral, mesmo tomando todos os cuidados para estabelecer as condições de um diálogo natural, sabe-se que é difícil fugir de certa artificialidade na situação de acompanhamento clínico. Na avaliação da linguagem

---

11. O Projeto Integrado em Neurolingüística, "Contribuições da pesquisa neurolingüística para a avaliação do discurso verbal e não-verbal" (CNPq 50.0385/92), do qual também faço parte como pesquisadora, é coordenado pela profa. dra. Maria Irma Hadler Coudry.

escrita isso se torna ainda mais difícil. O discurso escrito não é "natural" na situação clínica. Dificilmente lê-se ou escreve-se nesse contexto, a não ser quando o paciente lê a receita que o médico lhe prescreveu, ou ainda, quando lê os diplomas pendurados na parede do consultório do avaliador.

Temos, com isso, uma tarefa complicada: tornar natural algo não-natural. Tornar significativa para o afásico uma situação de avaliação em que suas dificuldades de leitura e de escrita são a amostragem do quanto ele se afasta da "normalidade". Dessa forma, não pretendo estabelecer uma lista de procedimentos fechados, já que os sujeitos têm hábitos de leitura e de escrita diferentes e não podem ser avaliados da mesma maneira. Fica patente a impossibilidade de estabelecer critérios rígidos de mensuração.

O ponto de partida deve ser, então, procurar entender a relação de cada sujeito com sua linguagem escrita. Isto porque, para alguns, "escrever" corresponde a escrever cheques e, para outros, "escrever" corresponde a escrever procurações, planilhas, documentos oficiais e acadêmicos. Com isso, vê-se a necessidade de realizar uma entrevista inicial (ou anamnese) que contemple questões específicas de escrita e de leitura: hábitos de leitura e de escrita antes e após a afasia, mudanças na leitura e na escrita, identificação da modalidade mais preservada etc. Essa entrevista deve ser capaz de oferecer ao avaliador indícios de quais configurações textuais podem ser pedidas e como podem ser analisadas.

Deve-se levar sempre em conta o tipo de texto que é mais recorrente para cada sujeito, o uso que é feito da escrita, seus contextos e a freqüência desse tipo de prática, e seu grau de letramento. O uso da linguagem escrita de um advogado dificilmente é o mesmo que o de uma dona-de-casa. A necessidade de voltar a ler e a escrever também é diferente. Há sujeitos que "necessitam" realizar atividades de escrita e de leitura, e há outros que não se interessam por nenhuma dessas atividades. Ficar atento a isso permite identificar o valor da escrita para cada um e o que cada sujeito espera do procedimento terapêutico.

As atividades de escrita e de leitura que proponho a seguir fazem parte de um conjunto de estratégias que podem ser utilizadas para fazer com que o afásico realize sua produção textual o mais próximo possível de situações efetivas de uso da linguagem. Elas podem ser sugeridas pelo investigador em situações hipotéticas ou não. Por exemplo, escrever uma lista de supermercado em contexto clínico poderia ser uma situação hipotética; já escrever um lembrete para a próxima sessão seria uma situação real.

Baseando-se nas condições de uso de linguagem de cada sujeito podemos sugerir, hipoteticamente ou não, os seguintes procedimentos: preenchimento de ficha de identificação (com nome, endereço, telefone, data do nascimento, profissão etc.), preenchimento de folhas de cheques (em cópia), elaboração de um bilhete, cartas para familiares e amigos (as cartas podem possuir um estilo informativo, narrativo, descritivo etc.), cartões de aniversário, lembretes, listas (de compras, dos melhores filmes, das cidades que já conheceu etc.), receitas culinárias, escrita na agenda[12] (episódios da vida do sujeito, telefones familiares, datas de aniversários, lembretes para a próxima sessão), letras de músicas, poesias, entre outras.

As tarefas sugeridas anteriormente têm graus de dificuldade variados. Isto quer dizer que um sujeito pode sair-se melhor em listas (principalmente quando sua dificuldade de linguagem está presente na concatenação das palavras)[13] do que em produção de cartas. Essas dificuldades, se muito severas, podem ocasionar desistência da escrita.

O momento da desistência também pode ser considerado como sendo de mudança de estratégia avaliativa. A construção textual pode tornar-se conjunta, o avaliador assume o papel de co-autor do texto. A participação do avaliador pode ser desde a soletração de letras, para dar continuidade à palavra pretendida, ou ajuda na organização do texto por perguntas. No caso de uma carta, por exemplo, perguntas como "o que você poderia contar de novidade? O que você poderia perguntar?", entre outras, ajudam o sujeito a organizar os enunciados. Diante da dificuldade na escrita, o avaliador pode, além de soletrar, falar a palavra pretendida vagarosamente, escrever a(s) palavra(s) para que o sujeito possa copiar e dar prosseguimento ao texto. Esse tipo de procedi-

---

12. A agenda é um procedimento de avaliação da linguagem já proposto por Coudry (1986/1988), cujo objetivo é propiciar uma fonte de dados atuais do sujeito que possa constituir o enredo de episódios dialógicos.

13. Esse seria um distúrbio de contigüidade (segundo classificação de Jakobson, 1954).

64

mento faz parte de mecanismos que visam ajudar o sujeito a superar os "entraves" proporcionados por suas dificuldades afásicas. Há palavras e enunciados nos quais alguns sujeitos têm mais dificuldades que outros. Isto pode ser evidenciado durante a produção escrita, quando os sujeitos acabam por deixar à mostra as marcas do processo de criação do texto, as marcas de reformulações. Das reformulações fazem parte as autocorreções e inserções de letras e de palavras, a percepção e a correção dos erros, as tentativas (ou a desistência) de acertos. O avaliador deve estar atento a isso, assim como deve observar o que o afásico fala no momento em que escreve. Ele pode usar a fala como mediação para a escrita demonstrando um tipo de relação que se estabelece entre a oralidade e a escrita, e em outras vezes não. O afásico também pode falar uma palavra e escrever outra, demonstrando as paragrafias: literais, semânticas, fonológicas, dependendo da natureza das substituições. Seu texto pode ainda ter perseveração e/ou ser indicador de agramatismo e dissintaxia (lembro aqui que uma fala telegráfica não pode ser confundida com agramatismo).[14]

Há vários outros aspectos que também devem ser verificados, como os tempos verbais, a pontuação, a coesão, os usos lexicais, a coerência, a adesão ao tema, os mecanismos que o sujeito utilizou para produzir um ou outro tipo de texto (saudações nas cartas, numeração nas listas, palavras-chaves) etc.

Uma observação especial deve ser feita em relação àqueles que utilizam mais a escrita que a fala. Esses sujeitos geralmente comunicam-se pela escrita ou a utilizam para atingir a fala. A escrita, nesse caso, é muitas vezes incompleta, abreviada, pois tão logo o interlocutor apreende o sentido do que o sujeito quer dizer, ou tão logo o sujeito forneça para si próprio um *prompting escrito*, ela é interrompida. A escrita tem, nesse caso, um caráter de "fala informal" (fragmentada, abreviada, incompleta), de mediação com a oralidade, e deve ser analisada como tal.

A avaliação de leitura também deve ser baseada nos hábitos de cada sujeito. Isso nos dá uma ampla variedade de textos que podem servir de procedimentos avaliativos, como jornais e revistas

---

14. Segundo Freitas (1997), a escrita é o lugar tradicionalmente privilegiado para se confirmarem as hipóteses de perturbações afásicas.

(com seus vários tipos de textos: informativos, narrativos, descritivos, poéticos etc.), contos, poesias, cartazes, poemas, panfletos, letras de músicas, lembretes (apontamentos), anúncios, mensagens, entre outros.

Vale lembrar que, muitas vezes, durante a entrevista, quando perguntamos o que o sujeito lê atualmente, ele nos responde "nada". Isso ocorre porque para alguns sujeitos ler significa ler textos acadêmicos. No entanto, leitura significa muito mais que isso. Um sujeito que diz nunca ler pode nos surpreender quando o encontramos observando (será que lendo?) um quadro de avisos da sala de espera ou folheando revistas enquanto espera ser atendido. Isso, para muitos, não é "leitura".

Para a avaliação pode-se propor uma leitura silenciosa. A preocupação em ler em voz alta, em decodificar os grafemas em fonemas, pode distanciar o leitor do sentido do texto diante do "esforço" para ler bem. Afinal, para que serviria a leitura vozeada a não ser para aferir a capacidade de decodificação? Estamos procurando avaliar bem mais que isso. Estamos procurando entender as atribuições de sentido que o leitor realiza no texto.

No entanto, em alguns momentos podemos também pedir a leitura em voz alta e observar se há paralexias (fonológicas, semânticas, literais). É importante procurar analisar o tipo de leitura que o sujeito realiza: leitura palavra por palavra, compreensão do texto pela atribuição de sentidos às palavras mais significativas, leitura por antecipação e/ou adivinhação (por meio de inferências sobre o tema proposto), uso da memória visual (reconhecimento imediato da palavra). O avaliador também pode oferecer mecanismos facilitadores de leitura, como o *prompting*, e observar se o leitor se serve ou não desse tipo de procedimento, se ele adivinha o restante da palavra ou do enunciado por adesão ao tema, ou se lê toda a palavra.

Os sujeitos podem ter dificuldades em determinados enunciados, textos ou palavras. Essas dificuldades fazem com que ele lance mão de mecanismos particulares de leitura. Algumas palavras, por exemplo, podem ser lidas pela conversão grafema-fonema, já outras pelo reconhecimento visual. Em alguns casos, os sujeitos apreendem o sentido pelas palavras mais significativas, em outros faz-se adivinhações pelo conhecimento do tema. Há ainda a possibilidade de inferências quando há fotos que acompanham o texto; por isso, quando estamos avaliando a leitura, é importante não só perguntas sobre a compreensão do texto, mas também perguntas como: "Você entendeu tudo, quais palavras você não entendeu?". Ao levarmos em conta essas respostas, poderemos analisar como cada sujeito atribui sentido ao texto lido e quais os mecanismos compensatórios que ele utiliza para driblar as dificuldades causadas pela afasia.

Com base no que foi apresentado, acredito ter ficado claro que a adoção de uma perspectiva discursiva nas afasias tem implicações importantes não só para a avaliação, mas também para a terapia de escrita e de leitura. Considerar a escrita como um processo discursivo é incorporar, nas análises, as relações entre a fala e a escrita, a inserção sociocultural dos sujeitos, a intertextualidade, a memória discursiva, os conhecimentos partilhados, os efeitos de sentido que se dão durante o processo de escrita e o impacto da afasia na vida de cada um. Esse impacto vai depender de como estão representadas a escrita e a leitura em suas vidas. Isso explica por que os sujeitos jamais podem ser avaliados do mesmo modo.

É por isso que, nesta perspectiva, o papel do avaliador está longe de resumir-se ao de um aplicador de testes, que pontua e depois verifica em um quadro de valores se a pontuação obtida está dentro dos padrões normais. Aqui o avaliador, muitas vezes, é um interlocutor simétrico, em outras é o co-autor dos textos, em outras, ainda, preenche os "vazios" deixados pelos afásicos. Há, durante todo o tempo, um movimento discursivo, um trabalho conjunto no espaço de elaboração, de interação, de relação dialógica entre o sujeito e o avaliador. Um sujeito que ainda é leitor e escritor, apesar de suas dificuldades.

4

O que Muda Quando se Assume uma Perspectiva Discursiva?

É importante, para ensejar uma abordagem discursiva da linguagem escrita nas afasias, levar em conta uma concepção de linguagem enquanto prática discursiva e, portanto, social. Partir dessa visão, que permite descrever e explicar os procedimentos pelos quais o sujeito vai apropriando-se dos recursos que o possibilitam assumir seu papel de "sujeito da escrita", é incompatível com abordagens que se apóiam em unidades de análise de sentenças e que tomam o "erro" como incapacidade ou desvio da norma. Uma abordagem enunciativo-discursiva da linguagem escrita implica reconhecer os processos discursivos envolvidos, procurando compreender seu modo de funcionamento. É importante que se considere que a escrita, enquanto práxis discursiva, só é possível por um exercício de subjetividade, de dialogismo, de trabalho lingüístico.

É por esse motivo que essa neurolingüística interessa-se por aspectos como a heterogeneidade do uso da linguagem, a análise das interações humanas, as posturas ou gestos interpretativos dos sujeitos, o debate em torno de universos discursivos, a inscrição sociocultural dos processos cognitivos, as propriedades (relacionadas ao inconsciente e à ideologia) que nos privam de um controle do sentido do que produzimos ou interpretamos, a relação constitutiva entre linguagem e cognição (Morato, 2001).

Nesta abordagem, a subjetividade é o ponto de partida, já que leva em consideração não só o que se fala (ou o que se escreve), mas quem fala (ou escreve) e em que condições. O sujeito afásico não é considerado um indivíduo (um falante) a-histórico. Quando se fala de "sujeito" afásico, leva-se em conta tanto o lugar social por ele ocupado quanto seu enunciado, escrito ou oral, o qual é determinado por certas condições de produção. O discurso muda dependendo das condições e da posição ocupada por aquele que fala.

Outro ponto a considerar é a inserção da concepção dialógica para o estudo da linguagem escrita nas afasias. As teorias enunciativas e discursivas são direcionadas para uma visão do processo de construção do conhecimento como uma atividade (inter)discursiva, isto é, uma prática dialógica e interativa em um espaço de (re)elaboração inter(intra)discursivo constante. Reencontra-se aí a concepção bakhtiniana de dialogismo, e é importante que se reserve esse termo para o princípio dialógico constitutivo de todo discurso, seja ele oral ou escrito.

Em toda obra de Bakhtin, o caráter interativo da linguagem é enfatizado e tem sido, atualmente, incorporado às reflexões sobre a linguagem escrita: não há possibilidade de compreender a linguagem senão com base em sua natureza sócio-histórica. Fala e escrita inserem-se enquanto práticas efetivas, num quadro comunicacional que privilegia a multiplicidade, a diversidade, a polifonia, o dialogismo. A interação leitor/escritor faz-se presente desde a origem do texto. Desde sua concepção/produção há uma preocupação com seu destinatário. Sobre esse ponto, Possenti (1988) ressalta a função da linguagem como estruturante do mundo, um jogo no qual ela é aprendida e se estrutura. Mas é no diálogo, na interação, que essa atividade se realiza. Com isso fica patente o papel do interlocutor na constituição da linguagem.

Esse papel já tem sido levado em conta nos trabalhos de aquisição de linguagem de orientação sociointeracionista (De Lemos, 1982), assim como os processos envolvidos na construção das múltiplas faces do objeto lingüístico: o jogo dialógico, a construção conjunta da significação, as pressuposições entre os interlocutores, a inversão de papéis enunciativos. A linguagem é adquirida na interação adulto-criança-interlocutor pelos processos dialógicos específicos e explicativos de construção conjunta, pelo adulto e pela criança, de objetos comunicativos ou partilhados. Baseado nessa concepção, a atividade interpretativa do interlocutor, como efeito da inserção do enunciado do adulto, é capaz de deter sua indeterminação, de controlar significados à deriva. Com isso, o diálogo acaba sendo um momento de matriz de significação.

A necessidade de considerar essas questões no estudo da escrita do afásico fica patente a partir do momento em que se considera o papel constitutivo do interlocutor, mesmo ausente, para a determinação dos sentidos na linguagem. Seja na fala, seja na escrita, a atividade interpretativa do interlocutor está presente de maneira irredutível, dado o caráter dialógico da linguagem e interativo de toda ação humana.

A definição de Geraldi (1996, p. 96) de leitura baseia-se nesses pressupostos:

"[...] compreendo a leitura como interlocução entre sujeitos e, como tal, espaço de construção e circulação de sentidos, impossível descontextualizá-la do processo de constituição da subjetividade alargado pelas possibilidades múltiplas de interação que o domínio da escrita possibilitou e possibilita".

Para ele, pode-se falar da escrita (e da fala) como um trabalho. Algumas operações ou metaoperações, realizadas pelos sujeitos na atividade de produção/compreensão de discursos materializados em textos, podem comprovar a produtividade do trabalho discursivo. Tal se presentifica na escrita de textos e, portanto, numa relação interindividual, já que toda escrita é uma proposta de leitura. Assim, a leitura também faz parte do processo de constituição da subjetividade, pois se inclui entre as formas de interação: compartilha e faz circular sentidos, leituras do mundo e das palavras, processos concomitantes na constituição dos sujeitos (a primeira não ocorre sem a segunda).

Sob um ponto de vista próximo, Foucambert (1989/1994) afirma, em suas reflexões sobre a leitura, que "ler não consiste em encontrar o oral no escrito" (op. cit., p. 7). O sujeito que reconstitui o oral, a cada vez que fixa os olhos, só consegue tratar um conjunto de algumas letras (em geral, menos de uma palavra) e acumula "frações de sons", momentaneamente sem sentido, cuja soma reconstituirá um significante oral. Já o sujeito que processa a escrita como uma linguagem para os olhos procede por fixações muito mais amplas, equivalentes a um grupo de palavras, e a unidade básica apreendida, ao contrário da sílaba, remete diretamente a um significado. O primeiro procura na escrita os índices gráficos que correspondem às unidades fônicas, deve apreendê-los na seqüência correta para construir o significante oral (aliás, é por meio dessa dificuldade que se identificam os "disléxicos") e trabalha então sobre o sentido um pouco como alguém que escuta outra pessoa falar. O segundo antecipa o sentido que vai encontrar, formula, portanto, hipóteses sobre as formas escritas que aparecerão e vai em busca de um mínimo de índices para verificá-las. O primeiro constrói outro significante com base no texto; o segundo simplesmente confere se o significado que antecipou está de fato correto.

O ponto de partida é que para aprender a ler é preciso estar envolvido pelos escritos mais variados, encontrá-los, ser testemunha de e associar-se à utilização que os outros fazem deles – textos de ficção, documentários, imprensa. Nas palavras de Foucambert: "(...) é impossível tornar-se leitor sem essa contínua interação com um lugar onde as razões para ler são intensamente vividas – mas é possível ser alfabetizado sem isso" (op. cit., p. 31).

Afinal, quais têm sido as bases teóricas e os objetivos dos processos terapêuticos usuais de leitura e de escrita realizados com afásicos? Alfabetizá-los novamente ou ajudá-los a retomar o papel de leitor? Ora, o afásico já foi alfabetizado; isso indica que os processos terapêuticos deveriam ajudá-lo a voltar a ser um leitor.

Dessa forma, o afásico precisaria (novamente) "tornar-se" um leitor com textos, não com frases, menos ainda com palavras, jamais com sílabas. Leitor de textos centrados diretamente na experiência e nas preocupações do sujeito; textos sempre concebidos para responder de fato às suas necessidades, como se eles não tivessem dificuldades para ler. Textos, portanto, que funcionem realmente para leitores. Em outras palavras, ajudar um afásico a tornar-se novamente um leitor também significa dar-lhe condições para ler textos que ele não consegue ler, mas de cuja leitura tem necessidade.

É por esse motivo que os objetivos (desafios) de uma perspectiva discursiva, no que se refere às práticas e condutas terapêuticas, são expor o afásico aos diversos modos de produção da linguagem escrita, relacionando-a com seu valor social e seus processos de intersubjetividade e de circulação de sentidos e conhecimento.

Implicações para o Processo Terapêutico

O afásico, por suas dificuldades com a escrita e a leitura, acaba por assumir um papel que o define como incapaz ("eu não sei mais ler"), como se ele tivesse perdido a capacidade dos letrados e lhe restasse apenas a aceitação dessa condição. É por isso que, no momento inicial do processo terapêutico, não se deve enfatizar os fracassos, mas sim valorizar os acertos.

Na prática clínica, quando se encontra um "erro", dificilmente faz-se relação com as hipóteses do sujeito sobre a língua. Muitos "erros", ou mesmo dificuldades, nos fornecem evidências acerca do funcionamento da linguagem, assim como explicitam os caminhos que os sujeitos percorrem para lidar com suas dificuldades afásicas. Ao contrário, os "erros" são vistos como um desvio, uma pontuação negativa que afasta o sujeito da linguagem adequada. E isso ocorre porque os procedimentos terapêuticos baseiam-se nos aspectos mais gramaticais da língua e têm como base um leitor e escritor ideais. São manuais que propõem tarefas de gramática para os afásicos, tais como: cópias, separação de sílabas, formação de palavras, completar sentenças, organização frasal, reconhecimento de frases erradas, vocabulário funcional.

Nesses casos, o afásico, já com dificuldades nesse tipo de atividade, vê-se diante de tarefas que ressaltam sua "incompetência" sobre o saber da língua. Acredita-se que as atividades propostas contemplam aquelas com/sobre a linguagem. No entanto, como diz Morato (2001), referindo-se a esses tipos de atividades realizadas nos testes, estas dedicam-se apenas a certos aspectos da linguagem chamados metalinguagem. São, dessa forma, uma caricatura do que vem a ser a linguagem, a qual não é redutível a certas "manobras" que podemos fazer com ela, como repetir, nomear, classificar, descrever, enumerar, memorizar etc. Por serem formas descontextualizadas, não são suficientes para abarcar um fenômeno discursivo tão complexo. A base desse tipo de proposta terapêutica é a concepção de linguagem enquanto código, enquanto um conjunto de regras possíveis de serem aprendidas pelo sujeito. A afasia acaba por ser entendida como uma patologia da língua *stricto sensu*, e não da linguagem. Ou seja, os aspectos discursivos da linguagem não são sequer considerados.

Considerar os aspectos discursivos da linguagem na terapia implica desconsiderar qualquer método formal para o "ensino" de uma língua, com exercícios de construção de palavras simples até frases complexas, cópias, ditados e exercícios gramaticais. Deve-se, ao contrário, oferecer possibilidades de o sujeito atuar sobre a língua. E atuar sobre a língua significa elaborar hipóteses sobre o funcionamento dessa língua(gem). Contudo, isso só é possível quando permitimos ao sujeito participar de atividades lingüísticas significativas de produção e compreensão de variados tipos de texto. É importante também considerar a interação verbal como o lugar da produção da linguagem e dos sujeitos que, nesse processo, se constituem pela linguagem, já que a escrita também é um diálogo entre o escritor e o leitor.

Não se escreve e nem se lê sem objetivos. Quando lemos um texto, mesmo que seja um panfleto, queremos saber o que está escrito. Aliás, não lemos o que não nos interessa. O mesmo ocorre com a escrita. Não escrevemos por acaso. Temos objetivos com a escrita, e é com base nos interlocutores que escrevemos determinado tipo de texto. Se for para nós mesmos, para nos lembrarmos de algo, geralmente abreviamos. Se for para um leitor desconhecido, somos mais formais. O fato é que esses aspectos não têm sido levados em conta nas afasias, e a linguagem escrita é "ensinada" ao afásico como se ele não tivesse nenhuma experiência prévia com a escrita, como se nunca tivesse sido um leitor.

O objetivo do terapeuta é justamente propor rotinas significativas de linguagem escrita por intermédio de textos que possam ser relevantes para cada sujeito. O terapeuta não pode ser considerado um "professor de primeira língua" ou um alfabetizador. Ele é um interlocutor privilegiado, que conhece os processos lingüísticos da leitura e da escrita e, de posse desse conhecimento, é capaz de propor estratégias terapêuticas que visam a "imersão" do sujeito na linguagem.

É por isso que o tipo de texto proposto para a leitura deve ser definido baseado nos interesses do sujeito, e não *a priori*. Se, por exemplo, na entrevista tem-se conhecimento de que o afásico gosta de futebol, os textos a serem lidos podem ser do caderno de esportes do jornal da cidade ou de revistas esportivas. Vale ressaltar que tanto o jornal quanto a revista têm diferentes tipos de configurações textuais: listas, descrições, narrativas, comentários. A leitura

74

de cada tipo de texto deve também adequar-se às dificuldades de cada sujeito. Ele pode sair-se melhor nas listas, por exemplo, que possuem menos elementos coesivos, que nas narrativas.

Ao possibilitar ao afásico trabalhar com textos, na leitura e na escrita, possibilitamos também que ele lance mão de mecanismos alternativos para driblar suas dificuldades, ao mesmo tempo em que permitimos a ele assumir seu papel de sujeito leitor e escritor.

O afásico não precisa, necessariamente, ler em voz alta, já que esse procedimento poderia ocasionar uma preocupação com a conversão grafema/fonema e, em virtude das dificuldades fonológicas que alguns sujeitos apresentam, implicaria uma dificuldade de atribuição de sentido pelo leitor (como veremos nos dados nos próximos capítulos). Após a leitura silenciosa, o terapeuta pode comentar com o sujeito sobre o texto lido. A leitura em voz alta só se faz necessária quando se pretende fazer conhecer o texto lido para outros interlocutores, ou em caso de terapia de grupo. Vale lembrar que é apenas em momentos como esse que temos o hábito de ler em voz alta.

Contudo, em algumas situações, o terapeuta pode, ainda, fazer a leitura em voz alta com o afásico e até dar um *prompting*, o início da palavra lida, para que ele continue. A contextualização do tema também favorece a atribuição do sentido pelo afásico ao texto lido. Aliás, este deve sempre ser o objetivo, a compreensão do texto.[1]

Assim como a leitura, a escrita deve ser significativa. Deve-se propor atividades que sejam do interesse de cada sujeito: escrita de bilhetes, anotações, listas de compras, letras de músicas, receitas culinárias, cartas, narrativas, palavras cruzadas, entre outras. Diante das dificuldades dos sujeitos com a escrita de alguma palavra, o terapeuta pode sugerir a letra oral ou visualmente, associar com palavras que comecem com a mesma letra e que sejam da vivência do sujeito, falar a palavra vagarosamente para o afásico: isso ocorre

---

1. Os processos de leitura e de escrita de afásicos são analisados com maiores detalhes no Projeto Temático em Neurolingüística, "Centro de Convivência de Afásicos: práticas discursivas, processos de significação e propriedades interativas" (Fapesp nº 99/07055-6, IEL/Unicamp), do qual participo com Heloísa Macedo na pesquisa "A relação entre a linguagem oral e escrita no Centro de Convivência de Afásicos". Algumas reflexões deste capítulo foram retiradas do relatório semestral desse projeto.

quando o afásico pede ao interlocutor que fale novamente a palavra que ele quer escrever, procurando realizar a conversão grafema/fonema que está impedida por suas dificuldades fonológicas. Ele apóia-se, assim, na fala do interlocutor, e não na dele para realizar a escrita. Isso porque, diante das dificuldades com a escrita e a leitura, o afásico pode selecionar alternativas diferentes para a construção do texto dependendo das condições de produção.

Muitas vezes o afásico também reconhece o "erro", mas não sabe como corrigi-lo. Esse reconhecimento dá-se tanto na formação da palavra quanto na elaboração de um texto. Neste último caso, ele pode perceber que está faltando alguma palavra, mas não consegue identificar qual seria. Essas dificuldades, assim como os mecanismos alternativos de que o afásico lança mão, devem ser analisadas para que possam fazer parte do processo terapêutico. É por isso que os erros devem ser vistos não negativamente, mas como parte do processo de construção da escrita.

Um fato interessante é que nos "erros" dos afásicos não encontramos violação das regras fonotáticas da língua portuguesa escrita. Ou seja, não há construções absurdas. Por exemplo, ele escreve palavras com "rr", e jamais com "pp". Mesmo os "erros" que ocorrem têm uma lógica e evidenciam a internalização das regras da escrita. É por isso que o afásico não pode ser tratado como um sujeito que nunca escreveu ou leu.

Em suma, iniciar uma palavra e não conseguir terminar, iniciar um texto e só escrever as primeiras palavras, isso parece ser uma constante no trabalho lingüístico dos afásicos. Como se houvesse sempre uma pergunta: "O que vem depois?". "Branco" é a resposta dada por um afásico (como veremos adiante nos dados). Cabe ao terapeuta tornar presente, trazer à tona o que ele quer dizer/falar/escrever. Isto pode ser feito das mais variadas formas: oferecendo um *prompting* para que o afásico consiga dar continuidade à fala, construir o sentido do enunciado por meio de outros enunciados, sugerir a escrita de alguma letra ou palavra, ou mesmo escrever a letra por ele, leitura conjunta, escrita em co-autoria. Enfim, o terapeuta deve ser um co-autor de textos escritos e falados. É vivenciando situações significativas de linguagem escrita e oral que o sujeito vai, aos poucos, adquirindo de novo sua linguagem. É por isso que o terapeuta deve ser um interlocutor privilegiado que compreende as dificuldades, analisa os processos de leitura e escrita e propõe, com o sujeito, mecanismos alternativos para superá-las. Sugerir, propor, completar vazios, interpretar sentidos, gestos, expressões faciais. Esses aspectos são importantes para que o afásico continue a ser um sujeito da/na linguagem, aquele que participa de diálogos, que é capaz de falar, escrever e ler, apesar das dificuldades.

PARTE

II

Os Afásicos e sua
Linguagem Escrita

Nesta segunda parte descreverei alguns episódios relativos a entrevistas individuais e de sessões de grupo realizadas com os sujeitos que freqüentam o Centro de Convivência de Afásicos (cca)[1] no Instituto de Estudos da Linguagem (iel/Unicamp). O cca apresenta como eixo central – na conduta de sua dinâmica e em seu funcionamento – diferentes trabalhos realizados pelos sujeitos com e sobre a linguagem em diversas situações discursivas, em rotinas significativas e produções textuais (diálogos, narrativas, comentários). Dele participam pacientes e pesquisadores evocando situações e experiências comunicativas/discursivas, cujas contingências são histórico-culturais e dependentes de diferentes fatores de significação (de ordem pragmática, cognitiva, psíquica, social). É o trabalho lingüístico-discursivo, desenvolvido em con-

---

1. O Centro de Convivência de Afásicos (cca) é um espaço de interação entre afásicos e não-afásicos, coordenado pelas profas. dras. Edwiges Maria Morato e Maria Irma Hadler Coudry, que funciona nas dependências do Instituto de Estudos da Linguagem (iel) da Unicamp e integra as atividades da Unidade de Neuropsicologia e Neurolingüística (unne), da qual fazem parte o Departamento de Neurologia e o Departamento de Lingüística. Do ponto de vista teórico, metodológico e clínico, o cca recobre a proposta de acompanhamento longitudinal de sujeitos cérebro-lesados desenvolvida na unne e na área de Neurolingüística da Unicamp, cujo objetivo central é privilegiar contextos efetivos de produção de sentidos em diversas situações e práticas discursivas.

81

junto por seus participantes, a base das atividades desenvolvidas no CCA.

As sessões do CCA são semanais com duração de duas horas. Na primeira hora desenvolve-se um trabalho lingüístico-discursivo em torno da agenda pessoal dos participantes, do noticiário geral, ouvido ou escrito, e de atividades mais dirigidas (palestras, discussões temáticas, jogos), após o que se faz um intervalo. A segunda hora é dedicada ao trabalho de expressão teatral, no qual procura-se levar em conta, por meio de atividades que envolvam pantomina e improvisações, verbais e não-verbais, a percepção de possibilidades significativas e expressivas que se abrem com base na interação linguagem-gestualidade.

É importante ressaltar que as atividades de leitura realizadas no CCA, longe de terem como objetivo uma leitura vozeada em que se lê para provar que se sabe ler, têm uma função social e intersubjetiva, ancorada na partilha de conhecimentos, temas, opiniões.

Para a coleta de dados de leitura e de escrita dos sujeitos, servi-me de procedimentos avaliativos não-tradicionais, ou seja, no interior das entrevistas individuais foram enfocados usos significativos inseridos em práticas discursivas nas quais se requer linguagem escrita, tais como leitura de jornais, propagandas escritas etc. Também procurei levar em conta diversas configurações textuais (relatos, cartas, bilhetes). Além disso, procurei também analisar o uso da escrita como processo alternativo de comunicação para esses sujeitos.

As situações que passo a descrever e analisar correspondem a dois aspectos:

1) entrevista realizada com afásicos e centrada em seus comentários sobre suas dificuldades lingüísticas, sobretudo as que dizem respeito à linguagem escrita. Essa entrevista foi elaborada com o objetivo de procurar entender melhor o papel da escrita e da leitura na vida dos sujeitos antes e depois do episódio cerebral, bem como o impacto da afasia em sua vida de um modo geral;
2) episódios relevantes de escrita e de leitura extraídos das atividades desenvolvidas no CCA e de entrevistas individuais.

Procurei organizar os episódios descritos de modo que se obtevesse um panorama geral sobre o papel que a linguagem escrita ocupa(va) na vida dos sujeitos, bem como seus pontos de vista sobre ela.

As transcrições realizadas seguem as normas propostas pelo Projeto de Estudo da Norma Lingüística Urbana Culta de São Paulo – Núcleo Unicamp (Projeto Nurc) e revistas pelo Projeto Integrado em Neurolingüística (PI) para adaptá-las às transcrições mais específicas das sessões do CCA.

5

EF

EF é natural de Uauá (BA), tem 68 anos,[1] é casado e pai de três filhos. Reside já há muitos anos em Campinas. Seu grau de escolaridade é superior, tendo feito o curso de Direito. Conforme consta de seu prontuário clínico, EF era hipertenso e, em 21/12/88, apresentou queda súbita, com perda de consciência, tendo sido encaminhado ao Hospital de Clínicas da Unicamp (Campinas/SP). Observou-se hemiplegia à direita, com predomínio em membro superior direito e alteração de consciência, decorrentes de um Acidente Vascular Cerebral (AVC) isquêmico-embólico.

Sua linguagem espontânea foi reduzida a estereotipias ("não, não", "au-au") utilizadas em todas as situações comunicativas. Identificaram-se também problemas práxicos que envolviam os níveis lingual, labial e subglótico que o impediam de executar movimentos voluntários sob comando. O diagnóstico neurológico inicial foi "afasia de Broca, predominantemente eferente".

A produção oral de EF restringia-se à emissão de palavras isoladas, apresentando o que na literatura é chamado de "estilo telegráfico". Ainda hoje a articulação da fala é difícil, gerando seqüências ininteligíveis e, por vezes, criando segmentos que não pertencem ao inventário fonológico da língua portuguesa. Além disso, na maioria

---

1. As idades dos sujeitos aqui analisados têm como base o ano em que este trabalho foi defendido na forma de Dissertação no IEL/ Unicamp.

das vezes, EF necessita do "*prompting* oral"[2] para produzir os itens que deseja. Também recorre freqüentemente à escrita como apoio para a comunicação e para dar a entender os sentidos que produz ao falar.

Atualmente EF é massagista e tem como *hobby* confeccionar porta-retratos. Também é responsável pela organização geral de sua casa, pois sua esposa está morando no Japão. EF participa do CCA desde 1990.

Dados da Entrevista com EF

Os dados colhidos em entrevista sobre os hábitos de leitura e escrita revelam que, antes da afasia, a leitura era parte importante de seu cotidiano. EF relata que fazia assinaturas de jornais e revistas e lia obras de Jorge Amado, assim como habitualmente lia processos jurídicos. Os hábitos de escrita também eram numerosos: cartas, procurações, petições etc. Depois do AVC, no entanto, EF diz ter diminuído consideravelmente a leitura e a escrita, e afirma que hoje praticamente "não escreve mais". Segundo conta, suas dificuldades na escrita são de "concordância gramatical". A leitura em voz alta é bastante difícil, tendo maior facilidade com a leitura silenciosa. Ao comparar sua linguagem oral e escrita, EF relata ser mais fácil escrever que ler, e falar que escrever. Quanto a sua evolução, declara que obteve melhoras em todas as modalidades de linguagem (escrita, leitura e fala).

(1) 6/5/98

Durante a entrevista, EF comenta suas dificuldades relacionadas à leitura e à escrita:

IAP:[3] (...) Mas se o senhor diz que lê bem quando faz leitura silenciosa, por que o senhor não lê ainda revistas?
EF: Ah... //*aponta para a garganta*//.
IAP: Não! Mas, falar é uma coisa.... mas para ler...

---

2. O "*prompting* oral" é a pista articulatória, ou seja, é a execução, pelo interlocutor, do primeiro gesto articulatório ou das primeiras seqüências de gestos que compõem as primeiras sílabas da palavra requerida.

3. A letra "I" maiúscula refere-se aos investigadores.

EF: Per::di o gos::to //*vocalizando silabicamente*//.

IAP: Ah... O senhor perdeu o gosto para ler? Que pena, né, senhor.

EF, porque é tão bom ler... //*a investigadora fala um pouco sobre a leitura, sobre os assuntos que EF poderia ler e que poderiam ser interessantes para ele; após isto IAP indaga*//.

IAP: Perdeu o gosto para ler?

EF: Ah //*afirmando e fazendo um gesto de "mais ou menos" com a mão*//.

IAP: E para escrever também?

EF: Ah //*afirmando*//.

IAP: E pra falar?

EF://*após afirmar com a cabeça, EF corrige-se*//. Fa::lá... não.

No primeiro momento da entrevista, EF comenta que não lê nem escreve mais. No segundo momento, explica-se dizendo que "perdeu o gosto" por essa atividade. No entanto, é importante ressaltar que EF continua usando a escrita quando não consegue expressar-se oralmente, o que faz com grande freqüência. Além disso, ele parece sempre demonstrar interesse pela leitura de textos, já que, enquanto espera o início da entrevista ou das sessões de grupo do CCA, está constantemente procurando algo que possa ler (anúncios, propagandas, revistas). Contudo, ele não considera essas práticas como leitura e escrita.

O que parece ficar evidente nesse episódio é que, em determinado momento de sua vida, a leitura parecia prazerosa e integrada às suas atividades sócio-ocupacionais, como ele mesmo admite. A afasia parece ter deixado, como conseqüência, uma depreciação das atividades de leitura e de escrita. Isso implica penosas mudanças na relação do sujeito com a sua linguagem (escrita).

EF nunca deixou de ser leitor e, após ter ficado afásico, ainda continua sendo, só que não se dá conta disso devido às dificuldades que encontra ("perdi o gosto"). A patologia acaba por colocar os termos nos quais se exerce a subjetividade em condição vulnerável, e essa vulnerabilidade é também evidenciada pela dificuldade do sujeito em lidar com sua patologia e as mudanças que ela implica para sua vida. Com isso, pode-se ter uma idéia contundente das implicações da afasia sobre as possibilidades de inserção do sujeito no mundo, tanto pela sua condição (pessoal) de afásico quanto pelo que significa ser afásico em nossa sociedade.

(2) 20/5/98

No episódio a seguir, IAP mostra um folheto de propaganda a EF e pede que ele a leia. No folheto há o seguinte texto: "Laboratório do Ator de Campinas & Scala Academia. Cursos de Teatro. Início: 16 de maio de 1998".

IAP: Eu trouxe um anúncio aí, senhor EF. Vamos ler?

EF: La... boro... ca.

IAP: La... //*Iap dá um* prompting *inicial*//.

EF: ...bo::ra::tó::ri::o... tô... e...

IAP: De... O senhor tem dificuldade, por exemplo, com essa palavra?

EF: Ah //*afirmando*//.

IAP: De...

EF: De Cam::pi::nas e ... É...

IAP: Scala.

EF: (3s). De...

IAP: A... //*dá um* prompting//.

EF: ...ca::de::mia. Cu::so de ta::to... É... vin::te cin::co a de::se::sseis do maio de..

IAP: Mil...

EF: No::ve::cen::tos e...

IAP: Noven...

EF: No::ven::ta e oito.

Após a leitura em voz alta, EF não consegue identificar qual o tópico do texto, ou seja, do que trata a propaganda. Quando a investigadora faz perguntas sobre o texto, EF recorre novamente à leitura, dessa vez silenciosa, para responder às questões. Isso parece indicar que durante a leitura em voz alta há apenas uma decodificação dos símbolos escritos na qual o sentido do texto parece perder-se mediante o "esforço" exercido por EF, decorrente de suas dificuldades articulatórias. Aliás, para que serviria a leitura vozeada, a não ser para aferir a capacidade de decodificação?

É importante ressaltar que EF apresenta uma apraxia bucofacial de grau elevado e problemas de ordem fonética e fonológica. Os problemas articulatórios de EF forçam-no a gerar segmentos que não fazem parte do inventário fonológico do português.[4] Outro ponto a ressaltar é que, apesar de sua linguagem telegráfica, EF não é agramático.[5] Vê-se isso por sua leitura de sintagmas preposicionais e pelo uso destes na escrita (como ver-se-á em dados posteriores).

(3) 20/5/98

O dado a seguir é um debate sobre a causa da morte de Frank Sinatra (capa da revista *IstoÉ*, 20/05/98). EF faz comentários sobre a causa da morte e depois os confirma com a leitura do artigo sobre o cantor.

Segue um trecho do texto lido:

"*The Old Blue Eyes*, como era chamado, morreu na sexta-feira 15, às 2h50 (horário de Brasília), no Cedars-Sinai Medical Center, em Los Angeles, vítima de um infarto agudo".

IAP: Ele morreu de quê, o senhor sabe, senhor. EF?
EF: Cân::cer.
IAP: Câncer? //*Iap mostra a reportagem sobre Frank Sinatra e EF a lê rapidamente, passando os dedos sobre as linhas//*.
IAP: O senhor leu quando o senhor fez assim, ou não? //*referindo-se ao modo como EF passou os dedos sobre as palavras escritas na revista//* O senhor leu tudo?
EF: Ah //*faz um gesto de mais ou menos com as mãos//*.
IAP: Aqui fala de que ele morreu. O senhor viu? Não foi de câncer.
EF: Não! É... Co::ra::ção.
IAP: Ah! Ele teve um infarto. (....). O infarto, o senhor leu agora? //*EF mostra a palavra infarto escrita. No texto, não estava escrito coração, e sim infarto//*.

Esse episódio demonstra que EF tanto foi capaz de compreender o texto como utilizou-se de uma outra palavra, que veicula sentido

---

4. Remeto o leitor, para maiores informações quanto a esse aspecto, à Tese de Doutoramento de Freitas (1997).
5. Para aspectos relativos ao Agramatismo, remeto o leitor à Dissertação de Mestrado de Novaes-Pinto (1992).

aproximado implicado, para relatar a morte do cantor. Ele enuncia "coração", e não infarto, como escrito na revista.

Os problemas apráxicos de EF, típicos de sua afasia, favorecem o uso da leitura silenciosa no lugar de uma leitura em voz alta. Aliás, a leitura em voz alta parece mesmo, em alguns momentos, "atrapalhar" a interpretação do texto. O que parece ficar evidente é que esse tipo de leitura fica restrito à correspondência grafema/fonema e, devido às dificuldades articulatórias de EF, o sentido do texto se perde. Já na leitura silenciosa, EF parece construir os sentidos com base no texto lido, antecipando, muitas vezes, o que vai encontrar. Afinal, esse não é apenas um trabalho de produção fonética, ou de conversão grafema/fonema. Deslocando o enfoque para a questão da constituição de sentido, percebem-se indícios do movimento dialógico que caracteriza a elaboração da relação pensamento/linguagem no processo de leitura.

(4) 6/5/98

Durante a entrevista, a investigadora pergunta a EF sobre suas atividades atuais. Ele conta que confecciona porta-retratos.

IAP: O que o senhor faz mais? O senhor... em sua vida, senhor EF, têm dias que o senhor faz massagens... Todo dia? Uma vez por semana? Como é que é?

EF: *//antes de falar inicia a escrita da palavra, como se fosse um* prompting *escrito. Escreve "POR". Após iniciar a escrita, consegue pronunciar a palavra completa//.* Por::ta-re::ta::to.

IAP: Porta-retrato? O senhor está fazendo porta-retrato?

EF: Não.

IAP: Eu não entendi.

EF: Por::ta-re::ta::to.

IAP: Não entendi. Entendi porta-retrato, mas o que o senhor faz com porta-retrato?

EF: Eu... É..... *//pega a caneta para escrever e não consegue//.* Po:ta-re:ta:to...É....

IAP: O senhor arruma porta-retrato?

EF: Eu.... Faz *//escreve a palavra "faz" enquanto fala//.*

Observa-se, com esse dado, que EF faz remissões à escrita como *prompting*,[6] para isso utiliza papel e caneta quando possível e, quando não os encontra à mão, faz gestos de escrita no "ar", ou às vezes em seu próprio corpo ou no do interlocutor, evidenciando a configuração do gesto da escrita internalizado pelo sujeito.

De sua parte, EF não considera esse tipo de uso como escrita. Ao que parece, ler e escrever são, para ele, atos ritualizados pela escola e pelo trabalho. Nesse caso visto, a função da escrita é apenas "instrumental". Em outras palavras, o ato de escrever funciona como um suporte capaz de "proporcionar-lhe" a comunicação, em que a escrita em si não comunica, apenas serve como instrumento para deflagrar a enunciação oral.

Em suma, o objetivo da escrita para EF não é escrever um texto, mas falar um texto. A escrita aparece primeiramente como mediação; ele escreve o que quer falar e retoma o texto escrito para a oralidade. "Avança" na fala pela retomada constante da escrita, ou seja, usa a escrita não no lugar da fala, mas para "falar".

(5) 10/6/98

O dado seguinte é uma produção escrita de EF. Ele havia combinado assistir ao jogo da Seleção Brasileira de Futebol no CCA, com o grupo (afásicos e não-afásicos).

No primeiro texto, IAP pede a EF que simule uma situação hipotética e escreva um bilhete para as outras investigadoras (de apelidos Maza e Dudu, presentes no momento), desculpando-se por não poder mais assistir ao jogo[7] no CCA, pois iria assisti-lo com os filhos. Ele demorou aproximadamente vinte minutos para escrever este texto. O segundo texto foi realizado quando a investigadora perguntou a EF onde seus filhos assistiriam ao jogo, agora não mais uma situação hipotética. Ele utilizou-se da escrita para responder, o que fez em aproximadamente um minuto.

---

6. O *prompting* escrito é a pista escrita, ou seja, é a execução do primeiro gesto da escrita ou das primeiras seqüências de gestos que compõe as primeiras sílabas da palavra requerida, com base na qual o sujeito afásico, ao ler (enquanto escreve), consegue deflagrar a oralidade.

7. Início dos jogos da Copa do Mundo (10/6/98).

A seguir um esboço da escrita de EF:

Texto 1
DUDO E MAZA.

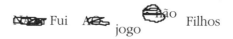

Sem mais.

EF

Não ^{foi} jogo ^{com} filhos

Texto 2
BRASÍLIA – ALEX
Sandra – Campinas
JÚNIOR – S. Paulo

Procuro descrever, a seguir, os "passos" que EF utilizou para escrever o texto.

Inicialmente, EF fala, enquanto escreve, "Fui ao filhos". Depois lê /Dudu/ e escreve "sem mais" (enquanto fala). Quando a investigadora pergunta se, do modo como está escrito, as pessoas vão entender que ele não poderá assistir ao jogo com elas, EF risca "ao". Ele pede à investigadora que "corrija" o que escreveu. Em suas palavras "Cor::ri::ja".

A investigadora não corrige simplesmente, procura participar da organização do texto escrito e pergunta a EF se ele vai ou não assistir ao jogo com Maza e Dudu. Ele responde que não, e a investigadora diz que ele deve inserir isso. EF escreve "não" no início da frase. Nesse momento, a investigadora pergunta se é esse o lugar da palavra "não". EF a risca e a escreve entre "jogo" e "filhos". Depois risca novamente a palavra "não". A investigadora pede a EF para reescrever abaixo do primeiro. EF escreve "não jogo filhos", falando enquanto escreve. Após ler, insere "com" entre "jogo" e "filhos". Nesse momento, a investigadora pergunta se ele vai ou não assistir ao jogo com os filhos, e EF insere "foi" entre "não" e "jogo".

No primeiro texto, observam-se as dificuldades que EF apresenta quando vai elaborar um bilhete. Não se pode esquecer que

92

o bilhete está mais próximo do pólo da oralidade que a lista, forma sob a qual foi escrito o segundo texto. Há dificuldades aqui para elaborar um discurso escrito mais próximo do oral, como o bilhete. Este envolve processos de seleção (das palavras) e combinação (dos segmentos lexicais), diferentemente das listas, que são uma seqüência de palavras sem ligação sintagmática e, portanto, menos complexas do ponto de vista lingüístico. A escrita de EF geralmente se apresenta numa disposição de lista (vertical), evidenciando, assim, suas dificuldades no eixo sintagmático.[8]

Outro aspecto que se torna evidente é que EF identifica o interlocutor (ausente) para quem vai mandar o texto. Essa "transparência" é vista no final formal do bilhete, "sem mais", diferente do texto a seguir (9/9/98), para sua esposa, que finaliza com "beijo".

Pode-se notar, diante das posições assumidas por EF, que, para escrever, em alguns momentos, ele parte da fala para a escrita, como a criança em fase de aquisição da escrita, e não da escrita para a fala. A insistência de EF em pedir que a investigadora corrija sua escrita reflete a representação que ele faz dela, como uma atividade gramatical e distinta da fala.

O interlocutor apresenta um papel importante nessa interação dialógica, o que faz que ele se torne, muitas vezes, um co-autor do texto. Os "vazios" deixados pelo afásico constituem espaços disponíveis a serem preenchidos. E o movimento discursivo aqui é trabalhado conjuntamente, no espaço de elaboração, de interação, na relação dialógica entre ele e o investigador.

O segundo texto, escrito rapidamente, evidencia que EF não parece ter receio de escrever ou hesitar na escrita de alguma palavra, como ocorreu no primeiro texto. Poder-se-ia, então, pressupor que haveria diferenças na posição do sujeito nas duas escritas? Se sim, no primeiro texto, EF seria mais sujeito da escrita: hesitando, corrigindo a escrita, com dificuldades na formulação do texto etc. No segundo, ele seria mais sujeito da oralidade que se organiza pela escrita. Ou seja, o sujeito da escrita não é idêntico ao sujeito da oralidade. Os dois, por mobilizações diversas, coexistem.

---

8. Para lembrar as explicações de Jakobson sobre as afasias.

(6) 9/9/98

A investigadora pede a EF que escreva uma carta a sua esposa que está no Japão. Eis, a seguir, o esboço da escrita de EF:

SANAE:

do

ÓRdiAguEUI
ÓRDIguiJETA
VAI MUITAS
BEM   CASA
BEM, COMO VAI ?

EMPREZ O VAI Bem?

ADRIANO   DeNTISTA

ALEX
IRMOS   EMPREGA
LENIR | DICOO

Beijo

Procuro descrever, a seguir, os "passos" que EF utilizou para escrever o texto.

Ele teve muita dificuldade para iniciar o texto. Depois de iniciá-lo, a investigadora perguntou o que EF estava querendo contar a sua esposa e ele respondeu "orquídea". Logo depois, escreveu "vai muitas" (falando "muitas"). Quando a investigadora perguntou a que ele estava se referindo, EF escreveu "casa". A investigadora perguntou se EF estava fazendo um jardim em sua casa e ele escreveu "bem bom". Escreveu "como vae" e falava enquanto escrevia "vai".

EF parou de escrever, e a investigadora, para ajudar, perguntou se ele tinha alguma novidade para contar a D. Sanae (sua esposa). EF falou "empregada" e "vai bem" enquanto escrevia "emprez o vai bem". Nesse momento, a investigadora perguntou se o seu filho Alex estava também no Japão (com a intenção de que EF escrevesse algo para ele também) e EF respondeu "não". A investigadora perguntou se ele não queria dizer alguma novidade sobre o Alex. EF escreveu "Adriano dentista". A investigadora perguntou o que ele iria dizer de sua família aqui. EF falou "emprega" enquanto escrevia. Quando a investigadora perguntou quem arranjou o emprego, EF apontou para "Adriano". A investigadora perguntou, novamente, se ele iria dizer alguma coisa do Alex. EF escreveu "Alex irmão Lenir" e falou "irmão Lenir". A investigadora perguntou se Lenir era irmão do Alex, e EF disse que era dele.

Ele escreveu "dicoo" e disse "dicionário". A investigadora perguntou a EF se quando ia escrever ele olhava as palavras no dicionário. Ele concordou. EF parou de escrever e a investigadora perguntou o que geralmente se coloca no final da carta. Ele escreveu "beijo" e depois, quando a investigadora comentou que ele não havia assinado, escreveu seu nome.

Observa-se, na escrita de EF, que ele demonstra reconhecer os mecanismos textuais necessários para a elaboração de uma carta: nome do destinatário, saudações, narração de eventos, disposição final. Também usa expressões que estão mais próximas da oralidade ("como vae? vai bem") e que parecem estar cristalizadas. Provavelmente, por isso conseguem ser escritas com maior facilidade.

Ao elaborar uma narrativa, EF procura (re)organizar sua escrita à medida que vai escrevendo. Assim, o texto acaba por evidenciar as marcas do movimento intradiscursivo – a atividade mental não linear – com suas imagens, hesitações, interferências, discursos de "outrem". Contudo, essa "incompletude" não torna o texto opaco e sem coerência, pois o sentido continua dando-se nos momentos de interação em que a linguagem se realiza.

Outro aspecto a destacar diz respeito ao uso que EF afirma fazer do dicionário quando vai escrever. Vale ressaltar que, para usar o dicionário, deve-se, pelo menos, saber o início da palavra que se procura. Assim, percebe-se que EF sabe como iniciar as palavras, tendo dificuldades em sua continuidade (como demonstram os dados: órdiaqueui, emprez, emprega, dicoo).

Numa perspectiva de análise oposta a essa, o texto escrito por EF seria classificado na semiologia tradicional como agrafia afásica.[38] O agramatismo, principal característica da afasia de Broca (Afasia

---

9. A agrafia afásica acompanha as perturbações da linguagem oral. A produção escrita é, como a oral, reduzida, com omissões de letras, palavras, e uma melhora no ditado (cf. Gil, 1992).

Motora Eferente, do ponto de vista luriano), vem sendo freqüentemente apontado na literatura tradicional como uma desintegração da estrutura predicativa, tanto na oralidade quanto na escrita. No entanto, analisando o texto escrito por EF, observa-se que ele não é agramático. As dificuldades apráxicas apresentadas pelo sujeito dificultam sua articulação e tornam sua linguagem telegráfica, mas não há evidências de agramatismo na escrita. Muito pelo contrário, o texto escrito encontra-se bem mais organizado que o oral, embora seus problemas fonéticos/fonológicos apareçam (de modo diferente) na oralidade e na escrita.

Nos distúrbios de contigüidade (segundo classificação de Jakobson, 1954), a extensão e variedade das frases diminuem consideravelmente. Isto é visto na oralidade e na escrita de EF, caracterizando suas dificuldades na concatenação de elementos em seqüência, referentes a problemas no eixo sintagmático, responsável pela organização segmental dos constituintes da sentença, ou mesmo da palavra.

Dados de EF no CCA

(7) 25/3/98

    IEM fala ao grupo sobre a esposa de EF, que está no Japão.

IEM: Ela se dá bem no frio?

EF: //*EF faz o gesto de escrever na sua perna e logo após diz*// Bril.... bril...

IEM: Precisa ter sabe o quê, pro senhor EF? Lápis e papel. //*Iem fala aos demais. JB, que está ao seu lado, oferece um papel. EM dá uma folha de papel a EF*//.

IEM: Seria uma boa... O senhor usa bem a escrita, preparar o papel. O senhor faz isso da próxima vez? Faz? Fa:: // *Iem dá um* prompting *oral*//.

EF: Fa::ço. //*EF escreve no papel e mostra*//

IEM: Ah, veja! Senhor SP lê ali pra mim, por favor. O que ele escreveu?

SP: Abril.

CF: [Bril].

SF: Primeiro de...

EF: Não.

SF: Dez.

IEM: O que ele escreveu, mostra aqui.

EF: Dez. *//EF escreve novamente//.*

IEM: Estamos falando sobre a esposa dele. Lembra que ela contou no telefone sobre a vinda dela para o Brasil? Que mês que ela vem, CF?

CF: Ai... Eh... *//EM mostra o que EF escreveu e comenta enquanto aponta para a escrita//.*

IEM: Esse é o nome da esposa dele, Sanae. Esse é o mês. Ajuda aí.

SF: Abril.

EF: Dez.

IEM: Dez de abril.

IEM: Então, continua, senhor EF. Dia dez de abril vem a Sanae. Você lembra, CF, a profissão que tem a dona Sanae lá no Japão? *// dá a CF um* prompting *oral.//* En...

CF: ...fermeira. *//EF continua escrevendo e mostra//.*

IEM: Ela volta pro Japão depois?

EF: Ah. *//afirmando com a cabeça//.*

IEM: Ah, tá. O senhor já sabe também. Ela vem e depois volta pro trabalho. Viu, dona CL? Ó, gente. Ó, lá. Então ela tá trabalhando... Ela tá trabalhando já faz algum tempo. Às vezes ela vem pra cá, sobretudo quando é o inverno lá, e depois volta.

CL: Ele fica sozinho aqui?

IEM: Tem filhos, tem netos...

EF: *//EF escreve e lê//* Alê.

IEM: Alê. Ah, senhor EF. Vocês lembram que ele contou que o filho caçula dele, que é o Alexandre, ele vai pro Japão? Ele casou?

EF: Não.

IEM: Ele vai casar?

EF: Ah. *//afirmando com a cabeça//.*

IEM: Ele vai pro Japão, vai com a dona Sanae já, ou não? Vai com ela...

EF: Já.

IEM: Vai casar aqui ou lá no Japão? *//EF escreve e lê //.*

EF: "Ta::qua::ri::ga".

IEM: Taquaritinga. A noiva dele é de Taquaritinga. Ela vai casar aqui, antes. É japonesa a moça?

EF: Não.*//EF escreve, Iem comenta enquanto isso//.*

IEM: Ele tem três filhos. Tem a S., que é médica. Depois vem o outro filho dele que trabalha em publicidade. Depois vem outro filho dele que vai trabalhar no Japão. Vai trabalhar perto, com a dona Sanae?

EF: *//EF mostra o que escreveu e lê//* "Den::tis::ta".

IEM: A noiva dele é dentista. *//Iem mostra ao grupo o que EF escreveu e comenta//* Então...*//mostrando a narrativa escrita de EF aos demais do grupo, lendo em voz alta//* Ele escreveu.# *// a EF//* Só um momentinho, senhor EF. # Ele escreveu que a dona S. vai vir pro Brasil no dia dez de abril, mas ela volta depois pro Japão. Só que o A (...), ele vai casar com uma moça de Taquaritinga, que é dentista (...). Ela é dentista e vão pro Japão com a dona S. E quando ela volta pro Japão? Já sabe? Ou ela vem passar uns tempos?

Segue abaixo um esboço da escrita de EF:

Sanae
Abril 10
volta
Alex
cum
taquari
dentista

EF: Um mês.

IEM: Ela fica um mês aqui. Então, ela vai em maio.

EF: Ah. *//afirmando com a cabeça//*.

IEM: Tá muito bom, então.

É importante ressaltar, nesse episódio, que as pressuposições partilhadas pelo grupo na interação estão presentes tanto nos eventos orais quanto nos escritos, que, nesse caso, aparecem como facilitadores do próprio processo enunciativo, que, por sua vez, pressupõe uma construção e uma referenciação discursiva.

Outro ponto interessante é que EF consegue, escrevendo "palavras-chave", construir uma narrativa "montada" pelo outro, que dá forma e reconhecimento a sua intenção e um sentido a sua escrita. As características abreviadas desta escrita são expandidas pelos interlocutores e, assim, EF consegue assumir o seu papel de sujeito-autor. Em outras palavras, mesmo com suas dificuldades lingüísticas, EF organiza a fala pela escrita, demonstrando uma relação não de dependência da primeira em relação à segunda, mas uma relação de interdependência, isto é, a fala e a escrita influenciam-se mutuamente na construção da referência e na manutenção do tópico discursivo. Não existiria, nesse caso, um "divisor de águas" entre a oralidade e a escrita.

Desse modo, outras questões surgem: o sujeito da oralidade coincidiria com o sujeito da escrita? O objetivo da escrita é idêntico ao objeto da oralidade? EF não considera sua escrita como "escrita"; conseqüentemente, nos momentos em que escreve, o papel que desempenha é o de sujeito da oralidade, e não o de sujeito da escrita. A escrita, ao que parece, funciona para ele como um "elo" com a fala. Isto significa que o texto escrito necessariamente é o texto falado. EF está constantemente atuando sobre a estrutura lingüístico-discursiva das narrativas que tenta produzir. Vê-se, aqui, o papel da escrita como mediadora entre o que ele pensa o que diz. Nesse caso, um simbolismo de primeira ordem, a escrita, estaria mediando um de segunda ordem, a fala.

(8) 10/6/98
EF comenta com os demais integrantes do CCA sobre a viagem que fará a Petrolina. Enquanto está falando, vai escrevendo, gestualmente, em sua perna, na perna da investigadora, e procura uma caneta para escrever.

IEM: Pega uma caneta pra ele.
IMC: É que eu não queria que ele pegasse uma caneta. Queria que tivesse uma resposta falada.
EF: *//usando a "escrita no ar" como* prompting, *fala//* Pe::to::li::na.
IMC: Petrolina? É a divisa?
EF: Ah. *//afirmando//*.
IMC: (...) Bahia... Pernambuco... (...) Bom!!! Escreve aí. Vamos ver o que ele vai escrevê... *//EF escreve enquanto Iem fala ao grupo//*.
IEM: O senhor EF contou uma história uma vez... Cês lembram? Ele morava numa cidade, atravessava o rio e estudava na outra. Lembra disso? *//pergunta ao grupo//*. Depois o senhor EF explica. Parece que, atravessando o rio, já é outro Estado, né? Bahia, Pernambuco, não tem uma história assim?

IMC: Tinha. Que é Petrolina. Ele escreveu "Petrolina" e "Juazeiro".
//Imc lê o que EF escreve//.
IEM: Ah. Isso aí, então. E tem um rio no meio. # *//a EF//* Como é que se chama esse rio no meio? É o rio São Francisco? *//EF afirma com a cabeça//.*
IEM: Mas, sabe, senhor EF, a gente não conhece ali a região. É isso mesmo?
EF: *//EF fala enquanto escreve//* Ri::o São Fan::cis::co.
IEM: Tem o rio São Francisco entre Petrolina e Juazeiro. Juazeiro pertence à Bahia e Petrolina a Pernambuco?
IMC: Tem uma ponte que vai pra Petrolina... Que vai pra Pernambuco. Ele escreveu só um pedaço. Ele escreveu só um pedacinho e pronto.

Segue um esboço da escrita de EF:

PETRO
JUZEI
RIO R

IEM:*//Iem lê a escrita de EF//* Petro, Petrolina. Juazeiro e Rio São Francisco.
IMC: Mas ele não fez esforço pra escrever. Isso aí não é...*//ininteligível por baixa intensidade//.*

Esse episódio é extremamente interessante. A escrita de EF aparece com as características da fala: incompleta, fragmentada. Não podemos esquecer que ele não parece usar a escrita no lugar da fala, mas usa a escrita para falar. Por este motivo, logo que o interlocutor entende o sentido de sua escrita, ele não vê necessidade de seguir adiante.

Ainda que IMC solicite uma resposta verbal por parte de EF, ele se reporta à escrita, que, no entanto, não funciona como "escrita", e sim como uma escrita para a fala, por isso escreve "só um pedacinho", como observa a investigadora IMC, ou seja, só o necessário para que o interlocutor, utilizando-se de mecanismos antecipatórios, "decifre" o restante da escrita, como o fez IMC ao ler "Petrolina, Juazeiro".

100

Observa-se também que o primeiro fragmento da palavra já é suficiente para a evocação da oralidade. Todavia, utilizando-se de mecanismos alternativos, EF fornece um *prompting* escrito para ele mesmo que, ao ver "concretamente" a imagem gráfica da palavra, consegue iniciar sua fala. Por isso ele parece "não fazer esforço".

Há ainda uma memória cultural comum constituída e partilhada pelo grupo: todos sabem que EF é baiano, que morou em Petrolina etc. Sua escrita, assim como sua fala, está relacionada à intervenção do outro. Dessa forma, as possibilidades de subjetividade, das ações do sujeito sobre a língua e seus recursos expressivos, bem como sobre a interpretação do outro, estão evidentes tanto no discurso escrito quanto no discurso oral dos sujeitos afásicos.

6

JB

JB é natural de Indaiatuba (SP), tem 49 anos, é casado e pai de três filhas, sendo que a caçula nasceu dois anos depois de seu AVC. Seu grau de escolaridade é superior, tendo feito o curso de Engenharia Civil. Em 21/5/93 JB sofreu um AVC isquêmico, cujas conseqüências foram uma hemiplegia à direita proporcional à afasia do tipo motora (afasia de Broca), caracterizada por parafasias semânticas e fonológicas, além de paralexias, paragrafias e dificuldade de encontrar palavras (*word finding difficultty*), o que dá um "estilo telegráfico" a sua fala.

Após quase dois anos de seu AVC, e depois de estar afastado de seu trabalho durante esse período, JB ocupou-se temporariamente da colheita de legumes na chácara da família e, finalmente, abriu com a esposa uma banca de jornais e revistas num lugar próximo a sua residência, em Campinas. JB freqüenta o CCA desde setembro de 1993.

Dados da Entrevista com JB

Os hábitos de leitura de JB antes da afasia, segundo ele, eram muito reduzidos. Inicialmente, ele afirmou que não tinha hábito nenhum de leitura, embora trabalhasse como engenheiro civil. No entanto, diante da surpresa da investigadora, perguntando-lhe se não lia nem jornais ou revistas, reformulou e disse que lia diariamente jornal, mas apenas as manchetes. JB ressaltou que não gostava muito de ler. Quanto aos hábitos de escrita, JB referiu que escrevia bastante: plantas, requerimentos, pedidos de material de construção.

Após a afasia, ele comentou que lia revistas e jornais, conseguia ler as manchetes e "um pouco" das reportagens. Continuou utilizando muito a escrita: palavras-cruzadas, plantas, agendas, anotações sobre entrada e saída de material na banca etc.

JB relatou também que sua dificuldade maior na escrita é "encontrar as letras" no momento em que vai escrever, pois, segundo ele, "dá um branco". Na leitura, tem dificuldades em ler algumas palavras, mas não todas.

(1) 13/5/98

Durante a entrevista, a investigadora perguntou a JB sobre os seus hábitos de leitura.

IAP: E agora... depois da afasia... Antes você já não gostava muito de ler. E agora, você está "dentro" de uma banca. O que você lê? Você gosta de ler ou não?

JB: Agora //*trecho ininteligível por baixa intensidade*// Revista, né? Jornal.

IAP: Você lê o jornal todo ou só as manchetes?

JB: Manchete. Mais ou menos. Quer dizer... Ah... Como fala?

IAP: Eu também tô com essa palavra na cabeça e não consigo achar (...). Você lê um pouco o que tá escrito, né? Reportagem, né?

JB: É.

IAP: Quais as dificuldades... quando você vai escrever? O que é difícil? O que você não consegue?

JB: Branco. Branco.

IAP: Quando você vai escrever o que você acha difícil? Você falou branco. Como? Você sabe o que vai escrever?

JB: Mais... Como fala! Não tem maior. Ah Como fala,,,, //*pede ajuda a Iap*// Vamos, fala!

IAP: Não tem mais facilidade...

JB: É.

IAP: A palavra você tem.

JB: Tem.

IAP: Por exemplo, quer escrever a palavra branco. Você sabe que quer escrever branco, mas quando você vai escrever...

JB: Nada, nada, nada.

IAP: Você sabe o que quer escrever, só não consegue achar as letras. É isso?
JB: É.

Nesse episódio, observa-se como JB é sensível à intervenção do interlocutor. Isso ocorre no momento em que ele quer explicar sua dificuldade e não consegue, dirigindo-se ao investigador ("vamos, fala"), pedindo seu auxílio. Ele reconhece suas dificuldades e sabe que o "outro" é estruturante de seu discurso, quer seja oral, quer seja escrito (como ver-se-á nos dados posteriores).

Os comentários de JB sobre suas dificuldades lingüísticas levam a refletir sobre as ações que os sujeitos fazem com e sobre a linguagem.[1] Esta característica da linguagem, ser reflexiva, poder remeter-se a si mesma, indica que não se a (re)adquire com uma incorporação de itens lexicais ou pela aprendizagem de um conjunto de regras, mas por ações lingüísticas realizadas nas interações que envolvem e demandam diferentes reflexões sobre a linguagem e seu funcionamento.

O enunciado de JB ("nada, nada, nada"), complementar ao enunciado da investigadora ("quando você vai escrever..."), é, na verdade, uma evidência de intercompreensão (Bakhtin, 1929/1981). Na perspectiva bakhtiniana, quando compreendemos o outro, fazemos corresponder à sua palavra uma série de palavras nossas; quando nos fazemos compreender pelos outros, sabemos que às nossas palavras eles fazem corresponder uma série de palavras suas.

Outro ponto a considerar é que as dificuldades de JB parecem indicar que o "problema" estaria na passagem da linguagem interna para a externa. Isto nos faz pensar na questão da mediação fonológica, cuja importância durante a aquisição da escrita é comentada por alguns autores (cf. parte I, capítulo I). Será que essa mediação também não seria importante na (re)estruturação da escrita pelo afá-

---

1. Segundo Geraldi (1991, p. 17), uma das características essenciais da linguagem é a reflexividade, isto é, o poder de remeter-se a si mesma. Para o autor, o aprendizado de uma língua já é um ato de reflexão sobre a linguagem. Em suas palavras: "As ações lingüísticas que praticamos nas interações em que nos envolvemos demandam esta reflexão, pois compreender a fala do outro e fazer-se compreender pelo outro tem a forma do diálogo".

sico? As dificuldades para encontrar as letras a que JB refere-se seriam equivalentes às dificuldades na passagem do fonema para o grafema?

As reflexões metalingüísticas que JB faz, sobre suas dificuldades na escrita, remetem à afirmação de Olson, para quem a escrita é, por sua própria natureza, uma metalinguagem. No entanto, o autor acrescenta, ainda, que não se pode dizer que esse conhecimento metalingüístico é uma pré-condição para a escrita, mas que é, mais precisamente, produto da escrita.[2]

Contudo, é importante ressaltar que a consciência metalingüística da escrita ocorre mais acentuadamente na fase de aprendizagem e é bem posterior à da fala. Essa metalinguagem da escrita relaciona-se com a metalinguagem da oralidade, a fala e a escrita se inter-relacionam, e é "convocada" sempre que necessário. Após a fase de aquisição, a escrita parece ser quase tão automática e fluente quanto a fala. Em outras palavras, já não se "pensa" tanto em "como escrever" determinada palavra. No entanto, eventualmente, numa palavra "incomum", ou de escrita difícil, o sujeito "pára" e "pensa" em sua grafia.

Ao que parece, nos afásicos esse processo metalingüístico é dificultado pela afasia, o "pensar" as palavras para falar e para escrever. Isso remete à afirmação de Jakobson de que a afasia diz respeito a um problema de metalinguagem. Para este autor, o recurso da metalinguagem é necessário tanto para a aquisição da linguagem quanto para seu funcionamento normal, e a carência afásica da "capacidade de denominar" constitui propriamente uma perda da metalinguagem. Não se pode dizer, no entanto, que as dificuldades de JB restringem-se à metalinguagem, mesmo porque ele elabora metaenunciados e realiza atividades metalingüísticas e epilingüísticas: comenta suas dificuldades, procura corrigir-se na oralidade e na escrita. O que se pode ressaltar é que a dimensão metalingüística da linguagem, oral e escrita, também está alterada.

---

2. Herriman (apud Olson, 1995) propôs a existência de uma relação conceitual entre o conhecimento da escrita e a metalinguagem. Para o autor, a ligação surge do fato de que, na leitura e na escrita, a linguagem pode tornar-se objeto de reflexão. Tanto na leitura quanto na escrita deve-se analisar os significados particulares dos termos e das relações gramaticais entre eles, para entender o texto e para escrevê-lo.

É interessante também verificar que a dificuldade para encontrar palavras ocorre tanto com o afásico quanto com o investigador ("Eu também tô com essa palavra na cabeça e não consigo achar").
É claro que essa dificuldade é bem mais acentuada na afasia, mas nas avaliações e terapias tradicionais esse episódio parece "nunca" ocorrer com o investigador (falante ideal), só com o paciente (sempre patológico).
Ora, no discurso normal também há esquecimentos, lapsos, confabulações, circunlóquios, frases incompletas, parafasias. A neuropsicologia tem tradicionalmente visto essas questões como estritamente pertencentes ao quadro patológico. Afinal, como estabelecer o divisor de águas entre o que é normal e o que é patológico? Tocar nessas questões implica também repensar as concepções que temos de fatos lingüísticos, a própria idéia de linguagem e de patologia.

(2) 13/5/98
Durante a entrevista, JB comenta suas dificuldades de leitura.

IAP: O que acontece na hora que você vai ler, que você encontra dificuldade?
JB: Nada mais. *//JB vai pegar um jornal no quadro onde está escrito "Mãe da dupla pede orações para Leandro" e aponta para o que não consegue//*Aqui não. *//apontando para a reportagem//*.
IAP: Você só consegue ler manchete. Por quê? *//apontando para a reportagem//* Por que é pequeno? Por que é muito? *//apontando para a reportagem completa//* Por que você consegue ler manchete bem?
JB: Sim. Como fala? *//JB lê //* "Mãe. Rezar." *//a palavra escrita é oração//* "Leandro". Aqui, não sei. Aqui, mais ou menos. Olha... Aqui rezar. Filho, né?
IAP: Este pedaço aqui, você lê também ou não? É difícil? Porque na manchete está escrito "Mãe da dupla pede orações para Leandro". Quando você vai ler, tem umas palavras que você não consegue?
JB: Não consegue.
IAP: Tem umas palavras que você consegue ler e outras não? Você lê algumas, por exemplo, quando você tem essa manchete aqui. Você fala para mim que leu "mãe, orações, Leandro". O que acontece com estes outros aqui? *//apontando para as outras palavras da frase: dupla, pede, para, da//*.

JB: Não, nada.

IAP: Não vem?

JB: Não vem.

IAP: Você sabe por que você consegue ler mãe e não consegue ler "dupla", "pede"?

JB: Porque... Não sei. Não sei.

IAP: Você acha que têm palavras mais difíceis que outras?

JB: Acha.

Saltam aos olhos, nesse episódio, as características de especularidade[3] nos enunciados de JB. ("Não consegue?", "Não consegue"; "Não vem?", "Não vem"; "Você acha...?", "Acha".) É com o processo de especularidade que se cria uma estrutura dialógica da qual o sujeito afásico serve-se para a reconstrução de sua linguagem, apropriando-se da língua e agindo sobre ela, tendo o outro como estruturante, numa dependência dialógica própria da linguagem. Portanto, a dependência discursiva observada nos processos constitutivos do diálogo apresenta uma função importante não só na aquisição de linguagem, mas também em sua reconstrução (cf. Coudry, 1986/1988).

As dificuldades de leitura parecem semelhantes às de oralidade, quando se observa seu caráter telegráfico, derivadas da dificuldade de ler preposições e conectivos. A leitura em voz alta é basicamente decifratória, dificultada pela articulação e apoiada apenas na informação visual; depreende-se muito tempo na conversão grafema-fonema. A leitura silenciosa passa logo do material visual para a esfera do sentido. JB compreende e dá outros sentidos às palavras lidas. Na verdade, ele fez uma leitura silenciosa do texto e depois apontou as palavras e as enunciou, identificando-as. Não fez uma leitura em voz alta, foi direto ao sentido do texto, por isso tomou apenas as palavras-chave. Ele também faz uma leitura implicada, por isso realiza uma paralexia semântica (rezar/oração).

JB parece apreender (apenas) o sentido das palavras-chave, e com isso estrutura o sentido do texto lido. Mas, afinal, não é isso o

---

3. Segundo De Lemos (1982), o processo de especularidade é a incorporação pela criança de parte ou de todo o enunciado do adulto no nível segmental.

que se chama de leitura? Ou leitura seria compreender o significado de cada palavra isoladamente? Para a concepção de leitura como atividade discursiva, JB seria um leitor? Ele consegue atribuir sentidos, interpretar e fazer atividades inferenciais em relação ao texto lido, como fez, por exemplo, em outro episódio em que estava escrita a palavra CIC e ele leu CPF. JB é um leitor. Atua com a linguagem e trabalha com a circulação de sentidos nos textos como sujeito da linguagem.

(3) 10/6/98

A investigadora pediu a JB que escrevesse um bilhete, simulando uma situação hipotética, a outra investigadora, de apelido Dudu, dizendo que não poderia assistir ao jogo no CCA, que iria assisti-lo em casa.

Seguem os esboços dos dois textos escritos de JB:

Texto 1
Dido
Eles foi casa joigu.
[escreve seu apelido] 10/6/98

Texto 2

1. correio
2. diarai
3. diPop.
4. Folha
5. Esteida
6. Gazata[4]

Antes de iniciar a escrita, JB falou que não sabia escrever o que foi pedido. A investigadora procurou incentivá-lo e comentou: "Primeiro você coloca o nome da pessoa para quem você mandará o bilhete". JB escreveu "Dido". Logo após, começou a escrever "eles" e falou, enquanto escrevia, "eu", escreveu "foi" e falou "vou", e, pos-

---

4. Essa lista escrita por JB corresponde aos jornais: *Correio Popular, Diário do Povo, Diário Popular, Folha de S.Paulo, O Estado de S.Paulo (Estadão)* e *Gazeta Mercantil*.

teriormente, escreveu e falou "casa jogo". A investigadora perguntou se ele colocaria seu nome. Ele escreveu o nome e inseriu a data.

Na escrita do bilhete observam-se as paragrafias semânticas que JB produz (falou "eu vou" enquanto escrevia "eles foi"). Isso parece ocorrer porque no momento da escrita ele parte, assim como EF, da fala para a escrita, sempre falando o texto que vai escrever. No entanto, em alguns momentos, o texto falado não é o escrito. Há, aqui, de certa forma, uma dissociação, a escrita não é a fala nem é derivada dela.

JB escreveu o segundo texto quando a investigadora perguntou a ele se estava escrevendo ultimamente. Ele respondeu "a banca" e iniciou a escrita de uma lista de jornais que diariamente escreve na banca. Logo depois, pediu à investigadora que lesse o que ele havia escrito, para aferir se escrevera tudo corretamente.

Na lista escrita por JB as palavras são numeradas, fazendo parte de uma rotina comum para ele (lista de jornais que vende em sua banca). JB escreve esse tipo de lista todos os dias e por isso consegue produzir esse texto com maior facilidade. Ademais, isso ocorre sempre em práticas significativas de linguagem.

A preocupação de JB em saber se escreve corretamente, assim como é freqüente em EF, não é projetada para a fala. Esse parece ser um procedimento "comum" vinculado apenas à linguagem escrita. Além disso, sabe-se que os atos de escrita são ritualizados pela escola, assim como a preocupação de uma escrita "correta", do ponto de vista de certa idéia de norma culta.

(4) 12/8/98

Depois de ler uma reportagem sobre Helvétia[5] no jornal, JB comentou que seu avô, suíço, foi quem comprou a fazenda da família. A investigadora pediu a ele que escrevesse isso. A seguir o esboço do relato escrito de JB:

Benedito Amstaldem foi suiça 1888 Helvetiu
Dividiu fuzanter filhos
charete em Helviteiu

---

5. Bairro da cidade de Indaiatuba (SP) que concentra famílias descendentes de colonos suíços.

JB comentou que não conseguia escrever e a investigadora procurou ajudá-lo, perguntando qual era o nome de seu avô, pedindo-lhe que o escrevesse. Ele escreveu o nome de seu avô. A investigadora perguntou se ele sabia quando seu avô viera para o Brasil. JB escreveu "foi Suíça". Depois escreveu "1888" quando a investigadora perguntou a data de chegada ao Brasil. Ela perguntou o que ele fez quando chegou aqui, o que ele comprou? Ele escreveu "Helvetiu".

JB escreveu "dividiu" quando a investigadora perguntou o que aconteceu com a fazenda. E em resposta ao que ele dividiu, JB escreveu "fuzanter" e falou "terras". A investigadora perguntou entre quem ele dividiu, e ele escreveu "filhos". Escreveu "charete" quando ela perguntou o que ele tinha lá; perguntou, ainda, onde ficava a chácara e JB escreveu "Helviteiu".

Logo depois, a investigadora pediu para JB ler o que escrevera.

JB: "Vovô" //*para Benedito Amstaldem*// "foi"//*pára de ler e aponta para as palavras que escreveu "erroneamente", fuzanter e charete, e apontando diz*// Mais ou menos.

Esse episódio é interessante por vários motivos. Primeiro, pode-se observar as paralexias e paragrafias semânticas que JB realiza (fazenda/terras; veio/foi; vovô/Benedito Amstaldem). Novamente, evidencia-se a dissociação entre fala e escrita. Outro ponto importante é que JB reconhece as palavras que escreveu "errado", mas não consegue corrigi-las. Ao que parece, a imagem visual da palavra impressa está preservada, possibilitando-lhe o conhecimento da escrita com e sem erros. No entanto, essa memória visual não é suficiente para indicar os mecanismos de correção. Isto parece evidenciar que a correção é uma atividade metalingüística bem mais complexa do que o reconhecimento do erro.

Dados de JB no CCA

(5) 25/3/98
JB explica ao grupo o funcionamento da banca de jornais que possui:

IEM: Você e quem mais ficam de manhã?

JB: B.

IEM: Você e a B. *//explica ao grupo//* que é esposa dele. E à tarde, você também...

JB: Não.... B... *//faz um gesto de saída//.*

IEM: A B. vai fazer as coisas dela. *//JB faz o gesto do número três//.*

IEM: Claro! Tem a sua garota, aí você fica...*//JB pega um papel e tira a caneta que está no bolso de EF, ao seu lado direito, e pega um papel no bolso para escrever. JB escreve e mostra a Iem. Esta pega o papel e lê o que está escrito em voz alta para os demais//.*

IEM: Das nove às três.

JB: Só. *//JB pega o papel de volta e diz enquanto escreve//.*

JB: A B. vem... Aqui, oh!... A B. vem... *//Iem lê o que JB escreveu//.*

IEM: A B. vem às sete.

JB: Aí.... *//JB continua escrevendo e Iem lê//.*

IEM: Vai das nove até as três da tarde. Aí depois disso quem fica?

JB: Eu.

IEM: Tá certo. *//JB mostra o que escreveu e fala//.*

JB: "Abre" *//mostra a escrita a Iem//* e "fecha"*//mostra a escrita//.*

IEM: Maior esquema, né? *//referindo-se à estratégia do casal para tomar conta da banca//.*

Observa-se, nesse episódio, a interdependência existente entre a fala e a escrita. JB utiliza tanto uma quanto outra como maneiras de tentar fazer-se compreender. É importante ressaltar que JB lança mão da escrita não apenas como processo alternativo, mas também complementar. Esse uso é feito tanto individualmente quanto em grupo, com a escrita desempenhando seu papel nas atividades lingüístico-cognitivas do sujeito.

Ao que parece, as dificuldades discursivas comuns às afasias acabam por delimitar certas posições enunciativas e configurações textuais, como se seu estado "patológico" fosse condição para provocar o desdobramento do sujeito, da escrita e da oralidade, numa mesma situação discursiva.

(6) 27/5/98

JB mostra ao grupo uma reportagem de jornal que trouxe sobre a morte de Frank Sinatra.

IMC: Você leu alguma coisa, JB?

JB: Leu.

IMC: O que você leu?

JB: Tudo.

IMC: TUDO? //*demonstrando espanto*//.

JB: //*JB se corrige*// Mais ou menos.

IMC: Tudo mais ou menos? Você aprendeu alguma coisa nova para contar pra nós daquilo que você leu? Algum dado que você não sabia?

LC: Ele leu tudo. Como você mesmo disse que entende a voz, nem que ele falasse alto para você, você não entenderia.

IMC: Como é que é? Você acha que eu não entenderia o que o JB...

LC: Não ia entender o que o JB ia falar.

IMC: Por quê?

LC: Porque, porque, porque não.

IMC: "Porque não" não é resposta. Por que não ia entender o que o JB ia falar?

LC: Entender algumas palavras ele iria, mas não todas.

IMC: Ele ou eu que você tá falando?

LC: Ele //*apontando para um pesquisador no outro lado da sala que recentemente passou a fazer parte do grupo*//.

IMC: Ah! O V.? Você acha que o V. não vai entender o JB? Acho que iria.

LC: Acha que iria? Esse V. tem o ouvido muito sensível.

IMC: Oh, LC, você não entende o que o JB fala?

LC: Entender, eu entendo, mas só algumas palavras também, como o senhor EF. Algumas palavras eu entendo...

Durante as atividades do CCA, os sujeitos costumam trazer notícias, da televisão ou da imprensa escrita, para comentar em grupo. JB trouxe a notícia da morte do cantor e afirmou que lera a reportagem toda, mas diante do espanto da investigadora, corrigiu-se. Geralmente, ele lê só as manchetes, e a possibilidade de que tenha lido tudo traz dúvidas. A suspeita de que as pessoas "desconfiem" de sua compreensão e capacidade faz com que JB corrija-se para tornar-se "adequado" em relação à determinada imagem que os interlocutores fazem dele.

Ao focalizar a linguagem com base em seu processo interlocutivo, como lugar de produção de linguagem e de sujeitos, Geraldi (1991) ressalta seu caráter de trabalho social (cultural, ideológico). Não há um sujeito dado, pronto, que entra na interação, mas um sujeito completando-se e constituindo-se em suas falas. Partindo dessas considerações, nesse episódio o que nos salta aos olhos é a perda do poder, da possibilidade da palavra de JB, de sua posição de sujeito. Ele silencia após corrigir-se, dizendo que lera "mais ou menos", e prosseguiu silencioso durante todo o episódio. Isso ocorre porque as interações sofrem interferências, e os controles e as seleções são feitas durante o processo interativo. Percebe-se que sua fala, e a posição que mantinha de "sujeito da linguagem", desaparece em meio ao questionamento dos demais sobre seu desempenho cognitivo e sobre a qualidade de sua expressão oral.

Durante o episódio, JB é colocado em xeque sobre suas capacidades. Outro sujeito do grupo, LC, acaba por tomar a palavra, e o seu (inter)discurso parece evidenciar as representações que tem e que veicula sobre a afasia, sobre as capacidades lingüísticas de JB ("entender algumas palavras ele iria, mas não todas") e sobre o quadro de imagens recíprocas que fazem os interlocutores, que constituem as práticas discursivas ("esse V. tem o ouvido muito sensível"). Ou seja, JB não é capaz de se fazer entender, sua fala (afásica) põe em risco sua integridade mental ou sua competência discursiva.

Nesse episódio, observa-se claramente as relações de forças, exteriores e constitutivas à situação do discurso, e de sentido que se manifestam, se constroem e se (re)organizam no grupo, colocando sistematicamente em evidência as variações de dominância. Nesse caso, aquele que tem mais fluência, e assim tem o "poder" de tomar a palavra, não por procedimentos alternativos, mas por sua própria fala, acaba por exercer dominância em relação a outro afásico, menos fluente.

Observa-se também que LC procurou "modalizar" suas respostas na interlocução com IMC acerca da inteligibilidade da fala de JB ou com relação à possibilidade de IMC entender o que fala JB. Quando a investigadora perguntou por que ela não entenderia o que JB iria falar, LC respondeu: "Porque, porque, porque não". Logo a seguir, LC também parece mudar repentinamente o referente designado por "ele" ("entender algumas palavras ele iria, mas não todas"), antes ligado a JB, para um outro sujeito, V., que até então não havia entrado na interação. Ao que parece, quando sua apreciação é posta em xeque ou confronto com IMC ("ele iria, mas não todas"), LC procura deslocar o referente para um outro sujeito, numa provável tentativa de aliviar a tensão discursiva que se estabeleceu.

Analisar as formações imaginárias e a aparente estabilidade referencial no grupo de sujeitos afásicos, suas dificuldades e procedimentos alternativos utilizados na dinâmica de papéis, é fundamental para entender o que ocorreu aqui, e como esse episódio implica, com relação a elementos pré-construídos, a discussão entre o normal e o patológico, a aplicação judiciosa dos conceitos de certo e errado, de competente e de afásico.

7

SI

SI tem 57 anos, é nissei, paulista, casada e mãe de quatro filhos. Reside já há muitos anos em Campinas. Seu grau de escolaridade é básico: até a quarta série do primeiro grau. Ela trabalhou no campo durante quase toda a vida e atualmente ajuda os filhos a cuidar de uma relojoaria, numa cidade próxima a Campinas.

Segundo SI, sua língua materna fora o japonês, mas a partir dos seis anos, quando passou a freqüentar a escola no sítio em que vivia, o português passou a ser a língua de seu cotidiano. SI relata que os pais falavam japonês, mas os irmãos, numerosos, falavam português. Com o marido, japonês, sempre falou português. Antes do AVC, SI relata que entendia o japonês e compreendia alguma coisa da escrita. No entanto, após o AVC, perdeu esta capacidade.

Em 1988 SI sofreu um AVC hemorrágico. Na avaliação neuropsicológica inicial, SI apresentou discreta paresia à direita, afasia semântica e síndrome piramidal à esquerda. Ao lado de dificuldades para compreender o que lhe era dito e leitura assemântica, sua linguagem oral apresentava iteração acompanhada de dificuldade para encontrar palavras, parafasias semânticas e fonológicas, além de paragrafias, apraxia bucofacial e construcional, e discalculia. SI freqüenta o CCA desde 1990.

117

Dados da Entrevista com SI

Em relação a seus hábitos de leitura anteriores à afasia, SI disse que lia pouco, apenas jornal, de vez em quando, já que, em suas palavras, "na roça trabalhava muito". Lia e escrevia um pouco em japonês, além de português. Seus hábitos de escrita resumiam-se, basicamente, a listas de compras e cartas para o irmão mais velho que morava em Rondônia.

Após o AVC, SI afirmou não ler mais nada. A leitura estava muito "atrapalhada". Em suas palavras, "só lembra o próprio nome" (faz o gesto da escrita de seu nome na mesa). Sobre sua escrita, afirmou não escrever mais nada também, o filho é quem escrevia para ela agora. Em relação às suas dificuldades, SI afirmou que "a cabeça não consegue mais".

(1) 10/6/98

A investigadora conversa com SI sobre seus hábitos de escrita e de leitura. Como SI faz referência à afasia como doença, IAP usa o termo doente na entrevista.

IAP: Dona SI, a senhora lia antes de ficar doente? A senhora tinha costume de ler ou não?

SI: Não. Ler sempre.

IAP: Antes, antes de ficar doente, quando a senhora trabalhava na roça, a senhora lia alguma coisa ou não?

SI: Lia.

IAP: Ah. O que a senhora lia?

SI: Na televisão. É... Notícia. É... Morreu gente. Assim.

IAP: A senhora lia onde?

SI: Na televisão.

IAP: Mas, na televisão a senhora LIA ou a senhora OUVIA?

SI: Ouvia.

IAP: Não. Eu tô falando ler...

SI: Ah!

IAP: Se a senhora lia, tinha o costume de ler quando trabalhava na roça.

SI: Às vezes eu lia, mas pouquinho.

IAP: O que a senhora lia?

SI: É... jornal.

IAP: Lia jornal?

sᵢ: Oh! //*afirmando//.*
ᵢₐₚ: Todo dia, ou não, dona sᵢ?
sᵢ: De vez em quando, porque na roça o dia inteiro trabalhava, né?
ᵢₐₚ: (...) E revista, a senhora lia, ou livro, ou não. Era só jornal.
sᵢ: De vez em quando lia, né? Eu não gosto muito de ler.

No cca sempre se trabalha com notícias, orais ou escritas. Quando sᵢ comenta sobre a leitura que "faz" na ᴛᴠ, observa-se que ela não estabelece muita diferença entre a notícia lida e a falada. Tanto faz falar ou ouvir, o escopo é a notícia, a televisão como fonte de informação, também ligada à idéia de leitura.

Outro ponto que quero ressaltar neste episódio é que, apesar dos poucos hábitos de leitura, quando sᵢ não consegue "ler" ou falar alguma palavra, também utiliza a "escrita no ar". Isso significa que a "escrita no ar" não é usada apenas por sujeitos de elevado grau de letramento. Ao que parece, no momento em que o sujeito se alfabetiza, a linguagem escrita é internalizada, e a visualização do gesto gráfico da palavra é um outro caminho para alcançar a oralidade.

Posto isso, pode-se colocar como hipótese que a escrita, ou, melhor dizendo, o gesto da palavra escrita, poderia suscitar imagens mentais que ajudariam na seleção dos itens fonéticos/fonológicos que formam as palavras? Se o gesto interpreta a palavra, esta, interpretada pelo gesto, não poderia ser evocada oralmente com menor dificuldade, já sendo, então, uma reinterpretação?

(2) 10/6/98

Durante a entrevista, a investigadora perguntou a sᵢ sobre seus hábitos de leitura:

ᵢₐₚ: E agora, dona sᵢ, o que a senhora tem costume de ler?
sᵢ: Ah! Nada.
ᵢₐₚ: Nada?
sᵢ: Depois que eu fiquei doente, né? Eu não sei mais ler.
ᵢₐₚ: A senhora sabia ler antes e agora não sabe mais?
sᵢ: Não. Esqueci tudo.
ᵢₐₚ: Não lê nada?
sᵢ: Nada, nada. Esqueci tudo, tudo, tudo. Eu lembro o nome, só. S., S. //*escreve o nome na mesa, com o dedo, enquanto fala//.*

Ao falar o nome enquanto escreve na mesa com o dedo, SI utiliza a fala como mediadora em relação à escrita, mas em outros momentos ela faz o inverso, utiliza a escrita como mediadora da fala.

Além disso, observa-se nos enunciados de SI pré-construídos[1] admitidos em nossa sociedade: "Depois que eu fiquei doente, eu não sei mais ler". Esse pré-construído admite sua condição de "incapaz", marcada pela imagem que faz de si própria e de seu desempenho lingüístico, oral ou escrito. Ao "olhar-se de fora", comentando a respeito de sua leitura, é capaz de manter distância das coisas para olhar as palavras (escritas). Esse procedimento acaba por evidenciar a imagem que SI tem dela mesma no processo discursivo, assim como o efeito provocado pela afasia na subjetividade.

Ressalta-se que, mesmo conseguindo ler alguns textos, e levá-los para as atividades do CCA, além de sempre fazer anotações na agenda, SI não reconhece que seja capaz de fazê-lo, como se observa no episódio seguinte.

(3) 10/6/98

SI procura convencer a investigadora que não sabe mais ler. Para tanto, pega o *folder* de um congresso que está sobre a mesa, em que estão escritos o nome do evento e a data: "31 de outubro a 02 de novembro de 1998".

SI: Dia 31 de outubro.... Às 16 horas... de mil novecentos e cinqüenta. Não. É cinqüen... É... Mil novecentos e quarenta... Não é... Cinqüenta e dois... É quatro... É oito.

Observa-se, nesse episódio, que durante a leitura SI vai para um *frame* de datas, horas. Logo que diz a data, segue falando um horário. Quanto a esse ponto, não podemos esquecer que SI tem uma afasia semântica, em que as relações que colocam em jogo as expressões e seus referentes são o problema básico, embora as re-

---

1. "Pré-construído" é uma noção introduzida por Pêcheux, e utilizada pela escola francesa da Análise do Discurso, empregada para designar todo o conteúdo que é admitido numa coletividade. Em linhas gerais, ela se refere a termos como preconceitos, estereótipos, *topois, scripts* etc. (Maingueneau, 1997).

percussões sejam discursivas. Por outro lado, SI recorre a uma memória cultural, coletiva, bastante vivenciada no CCA. Geralmente, marca-se o dia e o horário de algum evento, o que pode ter ocasionado a tentativa de SI de comentar o horário do congresso. Na leitura do ano, SI confunde-se, e para cada tentativa recorre ao gesto do número, escrita no ar, que faz sobre a mesa. Após a escrita no ar, tenta novamente acertar o número.

Ao que parece, durante suas dificuldades de linguagem, quer seja para falar, escrever ou ler, os afásicos recorrem comumente à escrita no ar, fato este que parece ocorrer em sujeitos que tenham ou não hábitos de leitura e de escrita. Isto ocorre porque os sujeitos que fazem parte de uma sociedade letrada, mesmo possuindo graus de letramento diferenciados,[2] ao dominarem a língua escrita, acabam por mudar seu desenvolvimento lingüístico-cognitivo de tal maneira que a linguagem escrita passa a ser tão importante quanto a oral, e a relação de interdependência torna-se evidente.

Vygotsky (1931/1988) aponta a importância do gesto como signo visual para a aquisição da escrita. Para o autor, os signos escritos são "gestos simples fixados culturalmente". E no caso de afásicos? O gesto parece ser importante tanto para a (re)estruturação da fala quanto da escrita. Isso ocorre sobretudo porque se trata de um signo ideológico, na acepção bakhtiniana, e não apenas de um reflexo ou de uma sombra da realidade. Para Bakhtin (1929/1981), todo fenômeno que funciona como signo ideológico teria uma "encarnação material", seja como som, como massa física, como cor, como movimento ou como qualquer outra coisa. Ou seja, o signo é fenômeno do mundo exterior e, portanto, pode funcionar como mediador de um signo (gestual/escrito/falado) para outro signo. Nas afasias, essa relação torna-se bastante "visível", e um signo escrito, ou mesmo seu gesto, funciona como mediador do signo falado.

---

2. Segundo Tfouni (1988), o termo "iletrado" não pode ser usado como antítese de letrado. Para a autora, nas sociedades modernas, o letramento "grau zero", que equivaleria ao "iletramento", não existe. Do ponto de vista do processo sócio-histórico, o que existe de fato nas sociedades industriais modernas são "graus de letramento".

(4) 10/6/98

SI comenta suas dificuldades para escrever:

IAP: Para escrever, a senhora não consegue mais escrever?
SI: Algumas coisas.
IAP: A senhora falou que não faz mais a lista de compras.
SI: Ah, não. M. faz.
IAP: E por que a senhora não faz?
SI: Atrapalho muito.
IAP: Na hora que vai escrever?
SI: Oh! //afirmando//. Compra algum arroz. Assim eu faço. "Shoyu" atrapalha muito.
IAP: "Shoyu" não consegue escrever?
SI: Ah. Não.
IAP: Cadê? Escreve aqui para mim, "shoyu".
SI: //SI não consegue nem começar a palavra e diz enquanto pensa// Sho::y::u.
IAP: E arroz, a senhora consegue?
SI: É...//ininteligível por baixa intensidade//.
IAP: Então escreve "arroz".
SI: Ar::roz. Ar::roz. Peraí... (...) Arroz. Não é não.
IAP: É arroz. //SI escreveu arroz corretamente//.
SI: É?
IAP: Taí, a senhora consegue fazer uma lista de compras. É porque a senhora nunca mais tentou. (...) A senhora falou que não consegue escrever "shoyu", né?
SI: É.
IAP: Mas também "shoyu" é um nome difícil, né?
SI: É, né?
IAP: Não é difícil "shoyu"?
SI: É. "Shoyu" é difícil.
IAP: É porque é um nome japonês.
SI: É mesmo.

É interessante verificar que, no momento da passagem da oralidade para a escrita, SI fala silabicamente e parece que procura encontrar na fala indícios de como escrever a palavra, como a criança durante a aprendizagem inicial da linguagem escrita. Outro fator a considerar é que mesmo escrevendo a palavra "arroz" corretamente, SI comenta que está errado, assim como anteriormente leu para mostrar à investigadora que não sabia ler. No discurso de SI está presente o pré-construído "sou doente, não sei mais falar/escrever" sobre sua doença e, portanto, a sua incapacidade para trabalhar, para ler, para escrever, para falar. Aliás, este é um ponto comum entre os afásicos, a depreciação de sua linguagem oral e escrita.

8

MS

Trata-se de um senhor alagoano de 65 anos de idade, casado e pai de quatro filhos, funcionário aposentado do Detran, com escolaridade básica, até a quinta série do primeiro grau, tendo feito também um curso profissionalizante de "mestre agrícola" aos treze anos. MS mora em Campinas há muitos anos e trabalhou durante quase toda a vida como operador de máquinas. Atualmente ajuda a esposa e a filha numa confecção de roupas, trabalhando com máquinas para cortar tecidos.

Em dezembro de 1997 sofreu um infarto fronto-temporal-parietal esquerdo (região da artéria cerebral média), decorrendo disso uma afasia expressiva e déficit facial leve à esquerda. A afasia de MS caracteriza-se por dificuldades para encontrar palavras, fala telegráfica (com omissões de palavras funcionais), parafasias (fonológicas e, especialmente, semânticas), hesitações e perseverações. Além disso, MS também apresenta alterações na linguagem escrita: paralexias e paragrafias, quando consegue escrever. MS freqüenta o CCA desde 1998.

Dados da Entrevista com MS

Em relação a seus hábitos de leitura anteriores à afasia, MS disse que não lê desde que deixou a escola e, por isso, em suas palavras, "perdeu o incentivo". No entanto, durante a entrevista, comentou que eventualmente lia o jornal. Os hábitos de escrita de MS eram cartas para a família escritas por ele e datilografadas na máquina ou digitadas no computador pela filha. MS ressaltou que sua produção escrita era elogiada pela filha, que é professora. No trabalho, MS fazia boletins de estoque de máquinas.

Após o AVC, MS comentou que não lê mais nada, ou melhor, lê, mas não sabe se está certo; lê, mas não consegue entender o sentido das frases. Sobre sua escrita, ele referiu que não consegue mais escrever. Logo após o AVC, nem o seu nome conseguia escrever. MS ressaltou que não escreve mais cheques e que tem dificuldade de iniciar a escrita. Começa, mas não consegue terminar a escrita das palavras. Quanto a sua evolução, MS disse ter melhorado na fala e na escrita (já assina seu nome). A leitura está melhor, mas "não sabe a palavra que vem". A filha ajuda diariamente MS em atividades de leitura e de escrita.

(1) 11/11/98

MS conta à investigadora por que tem trabalhado pouco na confecção de roupa de sua família:

MS: (...) minha mulher corta. Às vezes eu corto também, né? Mas ela num, ela gosta, ela gosta... Porque... Eu não tenho contabili... Contabilidade, não! Mas a gente não tem a responsabilidade porque a gente... Não tem responsabilidade porque a gente... Na cabeça... Porque você vê... Não conto. A minha filha... É... Seis meses que ela tá... Todo dia... A gente escreve aqui, mas amanhã já num sabe mais.. A gente já não sabe mais... E...Todo dia... Mas eu não sei... Eu estudei no colégio... Estudei iniciação. É... Iniciação, não. É... Equação de se... segundo ano. Primeiro grau, né? A gente não sabe mais, nem regra de três. Não sabe de nada. O quatro já num sabe. Às vezes sabe, às vezes num sabe. Num sei quanto... O número... Eu não sei quanto ... Cinco vezes cinco. Eu não sei... Num sei mais a tabuada. Não, mas... a coisa... A cabeça... Virou que a gente não sabe nem contá, nem contá... Nada.

Observa-se, nesse episódio, a "imagem" que MS faz de si mesmo, "a gente não tem responsabilidade", "a gente não sabe mais", "a cabeça virou que a gente não sabe mais contar", sem os atributos que ele considera indicativos de uma pessoa "normal" ou

126

"ideal": responsabilidade, saber contar, calcular. As dificuldades na escrita e no cálculo, importantes para a vida produtiva de MS, levam-no a depreciar-se, evidenciando qual foi o impacto da afasia em sua vida.

O desempenho lingüístico de MS, fortemente marcado pelo impacto da afasia (isto é, da doença), delineia o dilema que o sujeito enfrenta: sua passagem de sujeito "ideal" para sujeito "patológico".

(2) 11/11/98

MS comenta sobre seu *hobby* preferido:

MS: Olha, se, se eu, se eu pudesse... Eu, *hobby*... Eu passeava, né? Só que...

IAP: Ah! O senhor gosta?

MS: Mas eu, mas eu não posso falar. E agora pelo menos que... Eu... sem... sem... sem escrever. Por causa das cidades. É num... Se eu não escrever, num passeia, porque eu não posso fazer isso daí. A cidade estranha, se eu não escrever... Eu não posso. (...) Rio de Janeiro, que a gente foi lá, mas eu falava, né? Eu sabia. Agora não. A gente... Eu não sei falar. Agora quando parentes... A gente vai para São Paulo. Eu dirijo.

IAP: Ah, o senhor dirige?

MS: Dirijo. Mas ela... As pessoas. As que eu gosto... Gosto, não. A cidade que eu, sabe... complementar... As pessoas... A cidade que eu vi todas. Eu vi, eu não esqueci nada. Eu vou a São Paulo. Eu vou ao Rio de Janeiro. Ela vai porque ela faz as placas //*referindo-se à sua esposa*// Ela...

IAP: Ela ajuda o senhor, né ?

MS: Ajuda nas placas... Agora, sinal de trânsito, isso eu num esqueci não, viu? Esqueci as cores. As cores, tudo, mas tudo... Mas as cores... Sinal de trânsito eu... eu... eu... As cores... As placas, tudo! Mas as cores, os sinais de trânsito...

IAP: Não, né?

MS: Não, porque... Verde, amarelo e vermelho... Eu conhecia, só que não falava.

Esse episódio é extremamente interessante porque MS ressalta a importância de saber escrever e ler para viver numa sociedade letrada ("Se eu não escrever... A cidade estranha, se eu não escrever...

Eu não posso"), ressaltando que necessita da ajuda do outro, nesse caso sua mulher, para ler as placas. Vale a pena, nesse momento, pensar sobre a seguinte questão: se ele não fosse alfabetizado antes de ser afásico, ele teria a mesma "dificuldade" para viver em uma sociedade letrada?

Ao que parece, mesmo sujeitos que assumam não ter o hábito de ler e escrever, no momento em que vivem em uma sociedade letrada e são alfabetizados, não podem jamais ser caracterizados do mesmo modo que aqueles não alfabetizados. Em outras palavras, o conhecimento, os modos de produção e cultura desses sujeitos são perpassados por características da linguagem escrita, quer sejam eles afásicos ou não. Vê-se isso claramente nas observações de MS sobre a importância da escrita e da leitura, e no uso da escrita como *prompting*, vistos também nos dados anteriores de outros sujeitos afásicos.

É importante salientar que a questão da representação da escrita e a própria noção do que seja alfabetização têm mudado através dos tempos. Isto quer dizer que, no passado, e ainda hoje, a capacidade de assinar ou copiar um texto era satisfatória para considerar-se uma pessoa alfabetizada. A representação do que seja a própria escrita está na dependência de valores histórico-culturais. O sentido disso tudo é que definições divergentes, e até mesmo conflitantes, sobre quem seria uma pessoa alfabetizada têm conseqüências para a definição de "escrita", como se esta, quando praticada em formas e moldes tradicionais, fosse incompatível, com uma concepção dos processos de leitura e de escrita enquanto prática social e comunicativa.

(3) 11/11/98

MS comenta suas dificuldades com escrita e leitura:

MS: Cheque eu num faço. Cheque eu num faço. Vou fazer Vou fazer porque é complicado, viu? Quando tem derrame, menina, é complicado! A M. faz tudo. O caderno, a letra feia. E a gente não tem como começar. M., como é a palavra? Como? Ela falava, falava pra mim ler. Agora escreve... Assim. Às vezes eu escrevo.

IAP: E para ler, senhor... senhor MS... Hoje o senhor tá lendo alguma coisa?

MS: Nada. Às vezes. Às vezes uma notícia, às vezes curtinha, né? Curtinha. Às vezes falo... Mas às vezes... Mas eu num sabo... Aliás, eu num sabe se tá certa. Você. Como você. É! Lê a coisa, mas a gente num sabe se tá certa.

Nesse episódio, fica evidente que MS tem plena consciência do problema da afasia em seu aspecto social ("[...] quando tem derrame, menina, é complicado"). A impossibilidade de MS para realizar atividades de função social com a escrita ("Cheque eu num faço") não impede que ele reconheça nela mais que sua função institucionalizada (na escola, no trabalho). Essa representação parece se dar de forma subjetiva, já que outros sujeitos desta pesquisa não percebem a linguagem escrita além de uma prática instrumental de trabalho.

Observa-se também que, ao dizer "eu num sabo", MS corrige-se, "aliás, eu num sabe", demonstrando a ação do sujeito sobre a língua, resultante de um trabalho lingüístico-cognitivo. A instabilidade provocada pela afasia e as alterações que ela provoca na fala parecem ser, algumas vezes, encaradas pelo sujeito como atos falhos, portanto, dentro da "normalidade" e passíveis de correção. Contudo, não se pode esquecer que essa indecisão lexical (sabo/sabe) está presente também na fase de aquisição da linguagem, quando a criança, agindo sobre a língua, monta suas hipóteses, regularizando todos os verbos regulares em irregulares. Não é novidade que o sujeito afásico evidencie, em sua instabilidade lingüística, processos semelhantes que ocorrem tanto na aquisição quanto na dissolução da linguagem.

(4) 11/11/98
MS comenta suas dificuldades com a escrita:

IAP: Tenta me explicar por que é difícil escrever. Quando o senhor vai escrever, o senhor falou pra mim que não consegue começar, né?
MS: É. As letras... Bom! O meu nome tá, tá certo. A minha mulher... É... "ASS". A... Às vezes eu começo e não termino, né?. Agora... A M... M... //*referindo-se a escrita do nome da filha e da mulher para mostrar à investigadora que não sabe mais escrever//* Minha mãe, M., não sabia falar... M., né? Agora, escrever... Quando eu não tinha o derrame, eu fala, a M. escreve, ela fala, não tem defeito. A minha letra, né? Só que vocês, vocês têm uma letra melhor do que homem. Mulher tem uma letra melhor do que homem, né? Agora, homem, a letra é ruim mesmo, né? Então eu não, não... E...

129

IAP: O senhor não consegue terminar a palavra, né?
MS: É.

Novamente, vê-se a instabilidade no uso das flexões verbais e pronomes na fala de MS: eu fala/ela fala. O que ocorre é que essa instabilidade ocasiona, algumas vezes, dificuldades ao interlocutor de estabelecer o referente do dêitico.

No discurso de MS, observa-se outro pré-construído: "a mulher tem letra boa, são mais caprichosas". MS parece comentar isso para ressaltar que a letra dele não é feia (ruim) por causa da afasia, e sim porque ele é homem. O que interessa, na realidade, para MS, é escrever, ter essa "possibilidade", não importando se com letra "feia" ou "bonita". Vale a pena lembrar que, antes da afasia, ele escrevia cartas e eram datilografadas pela filha, para ficarem mais legíveis ao leitor.

(5) 11/11/98
MS comenta suas dificuldades na fala, na escrita, e na leitura:

IAP: (...) E para ler, senhor MS. O que que acontece quando o senhor vai ler... Por que o senhor acha que não consegue ler?
MS: Porque a minha filha falou que a, a minha inteligência, minha inteligência não afetou. Agora, a palavra é que... A escrita, números, letra. Letra, não. Cores também. Cores tudo, mais... Mais de três meses que ela tá fazendo... Todo dia, me dá aula. Escrevendo meu nome. Ela. Ela, não sabia escrever meu nome. Não sabia, e nada, nada, nada.
IAP: Mas quando o senhor vai ler, o que acontece que o senhor não consegue? O senhor sabe explicar... na cabeça...
MS: Bom, a gente não tem sentido. Num tem sentido. Você lê, menina, mas você não tem o sentido que a frase tem.
IAP: Mas o senhor sabe quais são as letras que estão ali, na palavra? Ou não?
MS: Como?
IAP: O senhor sabe quais são as letras que têm?
MS: As letras sabe tudo.
IAP: As letras sabe...
MS: Não tem é o sentido. Tudo, tudo. Eu não sei assimilar. Eu não sei assimilar da... da... da... da... a... a... Como é que foi? Que foi?

IAP: O senhor não sabe assimilar. O senhor falou o sentido, né?

MS: É. Sentido. Isso.

IAP: Agora, para falar? O senhor tem dificuldade, né? Quais são as dificuldades que o senhor acha que tem?

MS: Como bem... "Bom-dia" eu sei falar. "Boa-tarde" eu sei falar. É...Cumprimento, eu sei falar, né? Aí o vizinho passa: "Bom-dia", "Bom-dia". "Esse cara não tem derrame, num tem derrame." Agora... as palavras, não sei mais...

IAP: (...) O senhor acha... O que que mudou? A escrita do senhor reduziu? Mudou muito?

MS: Menina, eu não sei nada!

IAP: Nem para ler? Para ler é melhor que escrever? O que o senhor acha que é pior?

MS: Tudo, tudo, tudo. Não tá bom nada.

IAP: Só pra falar que melhorou?

MS: Eu, eu também, também não falo.

IAP: A gente tá conversando há um tempão, senhor MS, como é que o senhor não fala?

MS: Falo, mas não é, não é, não é, não é, uma fala, uma fala, que a gente... Todo mundo tem, faz.

As dificuldades de MS, características das afasias semânticas, ficam evidentes nesse relato: "A gente não tem o sentido. Num tem sentido. Você lê mas você não tem o sentido que a frase tem. As letras, sabe. Não tem é o sentido. Tudo, tudo. Eu não sei assimilar". MS conhece as letras, mas isso não é o suficiente para saber ler, é preciso interpretar, ter o sentido, "assimilar", como ele mesmo diz. É interessante verificar aqui a consciência que ele tem de suas dificuldades afásicas.

Os comentários de MS remetem novamente ao quadro de imagens de Pêcheux: quem o escuta falar "Bom-dia" não pode imaginar que ele teve um derrame. MS demonstra, em seu discurso, outros discursos, outras formulações sobre competência, a imagem que ele faz dele mesmo como uma pessoa desabilitada, que é incapaz de escrever, ler e falar fluentemente, apesar de conseguir dizer "Bom-dia". Em outras palavras, é como se ele questionasse: que sujeito sou eu que consigo falar, mas não consigo falar. Esta polifonia revela o pré-construído sobre a afasia, "doença que impossibilita o sujeito de ter uma fala/escrita/leitura como a dos outros", presente constantemente no (inter)discurso dos afásicos.

É preciso ter em conta que, nas afasias, a relação do sujeito com sua linguagem se modifica, o que faz que ele (re)estabeleça outros papéis para si e para o interlocutor, sendo representada por um sentimento de exclusão evidente.

9

SP

Trata-se de um senhor de 63 anos, de origem italiana, que, aos dois meses de idade, mudou-se com a família para o Sul da França (região de imigrantes italianos). Desde os 20 anos SP vive no Brasil, tendo se casado com uma brasileira. Aos 36 anos sofreu um AVC que o deixou severamente afásico e com uma hemiplegia à direita. Segundo SP, o terceiro de uma série de oito filhos, todos falavam francês, tanto em casa quanto fora dela, ou seja, na escola e em outras práticas sociais no país em que passaram a viver. De acordo com os dados obtidos em entrevista anamnésica, SP tem o francês como língua materna, embora a mãe fosse italiana. Passou a praticar o português aos 20 anos, quando veio para o Brasil com a família, apesar de já ter tido contato com a língua portuguesa por influência de seu pai, que havia morado por algum tempo no país.

Ainda que, após o AVC, SP tenha recuperado parcialmente sua capacidade de expressão e compreensão do francês, e seja o francês a sua "língua do pensamento", é o português a língua em que mais se comunica, com a esposa, amigos e integrantes do CCA. Quando fala o português, a afasia de SP é compatível com as formas essenciais das afasias ditas motoras: hesitações e prolongamentos, dificuldades de repetição, perseverações e iterações, parafasias verbais e fonológicas etc. No francês, embora suas dificuldades sejam menores e sua desenvoltura mais notória, observa-se a presença da mes-

133

ma constelação semiológica (estilo telegráfico). Embora compreenda textos escritos em francês e em português, a tradução é difícil de uma língua para outra, sobretudo do português para o francês. SP freqüenta o CCA desde 1995.

Dados da Entrevista com SP

Os dados colhidos na entrevista sobre os hábitos de leitura e escrita revelam que, antes da afasia, SP lia assiduamente revistas nacionais e internacionais, assim como livros e jornais. Segundo ele, lia em francês, inglês e português. Os hábitos de escrita também eram numerosos: cartas, documentos etc., pois, de acordo com SP, ele exercia funções nas quais tinha que escrever constantemente, era vice-presidente de uma multinacional. Depois do AVC, SP disse não escrever nem ler mais nada. Ainda que assista a filmes legendados, não consegue ler as legendas apresentadas rapidamente.

Segundo ele, suas dificuldades na leitura são bastante significativas. Logo após ler, esquece o que leu e disse ter dificuldades para ler em todas as línguas (português, francês e inglês). Na escrita também apresenta as mesmas dificuldades. Para SP, em alguns momentos, é mais fácil escrever. Em outros, não consegue nem falar nem escrever, já que tem dificuldades para "lembrar" a palavra a ser escrita ou falada, só conseguindo isso algum tempo depois. SP acredita que, depois que passou a freqüentar o CCA, obteve melhora em todas as modalidades de linguagem (escrita, leitura e fala), todas na mesma proporção.

(1) 24/6/98
Durante a entrevista, si fala nov endereço,

IAP: O senhor mora onde, senhor SP?
SP: É... Agora... É... Rua... Ah......Ah.... *//SP escreve com o dedo na mesa e pára. Bate com a mão na cabeça e diz //* Ai... Tá vendo, tá vendo, tá vendo.... *//pega a caneta que está sobre a mesa e pergunta//* Pode?
IAP: Pode.
SP: *//tenta escrever no papel que está sobre a mesa e desiste//* Não

é. É... A... Abil... Espera. //*escreve com a mão na mesa*// Abílio. //*faz o gesto da letra M na mesa e diz*// Martins Silveira.[1]
IAP: Abílio Martins...
SP: Silveira.
IAP: Silveira. E o número?
SP: É... //*escreve com o dedo na mesa o número 5 e fala enquanto escreve*// Cinco. //*escreve na mesa o gesto do número quatro e um* // IAP: Cinco, quatro, um?
SP: É.

Também para SP a escrita funciona como um *prompting* no qual consegue deflagrar a oralidade. Em termos neuropsicológicos, o gesto da palavra escrita parece evocar uma memória visual que aciona a memória auditiva e estimula (possibilita) a oralidade. Esse processo explicaria o funcionamento cognitivo associado a processos neurolingüísticos.

Embora esse procedimento não seja comum aos não-afásicos durante os esquecimentos cotidianos, parece que nas afasias os sujeitos acabam por lançar mão de mecanismos subjetivos para "evocar" a oralidade mais rapidamente, evidenciando a relação lingüístico-cognitiva que se estabelece entre a oralidade e a escrita. Por outro lado, o uso desses mecanismos parece estar relacionado com o tipo de memória (visual ou auditiva) que cada sujeito ativa. Por exemplo, SP seleciona uma memória mais visual que auditiva e, dessa forma, o "caminho de entrada" mais fácil parece ser a imagem escrita da palavra.

Quando SP fala "Ai... Tá vendo, tá vendo, tá vendo....", parece querer "explicar" à investigadora quais são suas dificuldades lingüísticas ("tá vendo qual é a minha dificuldade, eu não consigo lembrar o nome da minha rua"), ao mesmo tempo em que tenta e "sabe" como solucioná-las. Nesse caso, pela escrita ("Pode?", referindo-se à caneta).

Com relação a esse ponto, Vygotsky (1934/1987) afirma que o discurso escrito requer a elaboração de rascunhos mentais, os quais constituem-se de fato numa manifestação do discurso interior: o indivíduo é capaz de representar a situação ausente de diálogo e de

---

1. O nome da rua foi alterado para preservar a identidade do sujeito.

"pensar as palavras" em vez de "pronunciá-las". Somando-se a isso – por ser concretamente permanente, mediante símbolos visuais –, a escrita possibilita o aparecimento de operações cognitivas que não ocorriam na oralidade em razão de sua transitoriedade.

Essas reflexões induzem a pensar que a relação do sujeito com sua linguagem, oral e escrita, muda durante a afasia, e, para alguns, utilizar-se da escrita como "estratégia" para alcançar a oralidade parece ser o caminho mais produtivo – pensar as palavras e escrevê-las em vez de pronunciá-las. Ao "concretizar" o pensamento em palavras escritas, elas tornam-se facilmente acessíveis à oralidade, como se o caminho grafema/fonema, ou seja, a "leitura", possibilitasse um *prompting* para a oralidade, que está comprometida pelas hesitações, perseverações, prolongamentos, dificuldades para o início de uma fala espontânea.

(2) 24/6/98
A investigadora pediu a SP que lhe escrevesse um bilhete avisando qual o dia em que o grupo faria educação física. A seguir o esboço da escrita de SP:

De: SP   Para: Ana Paula

Não vae ter educação Fisica,   dia 5 de agosto 1998

quatra-feira vae não começa da aula

Observa-se que SP possui as convenções ortográficas necessárias à elaboração de um bilhete, e até mesmo os mecanismos de autocorreção, como inserir palavras nas frases. Outro ponto importante é que, apesar das dificuldades orais de SP, parece que sua escrita está mais "preservada", conseguindo escrever um texto com bem maior coesão e mais elementos lingüísticos que um texto oral.

Retorno agora às condições de produção da escrita e da fala. O tempo da escrita é diferente do da fala. Para um afásico, que apresenta mais hesitações que um não-afásico, essa diferença de tempo é considerável. O texto escrito tem um tempo maior e pode ser corrigido com base nisso, como ele o fez. Já o texto falado é o próprio rascunho do pensamento, no qual o sujeito hesita, corrige, reformula o dito, durante a interlocução. O processamento e a verbalização estão, por assim dizer, *on-line*. Dessa forma, seria um equívoco estabelecer um paralelismo direto entre fala e escrita, bem como tratar os fatos textuais (cartas, bilhetes, textos científicos) de um mesmo modo.

10

CS

Trata-se de um senhor paulista de 43 anos de idade, casado e pai de três filhas, residente em Hortolândia (SP). Chagásico, CS sofreu um AVC cárdio-embólico em fevereiro de 1996, do qual resultou um quadro de afasia de predomínio expressivo, com parafasias fonético-fonológicas e semânticas, alteração prosódica, iterações e perseverações, além de dispraxia bucofacial, embora ele inicialmente apresentasse discalculia e dificuldades para compreender o que lhe era dito, e uma hemiplegia à direita, de predomínio braquial.

Tendo feito curso de Administração de Empresas e Contabilidade, CS foi dispensado da firma em que trabalhava, na qual exercia a função de "especialista em qualidade", ministrando palestras a funcionários de diversas regiões do país, à época do episódio neurológico. Hoje, CS é aposentado e está sem ocupação específica. Freqüenta o CCA desde 1996.

Dados da Entrevista com CS

Os dados colhidos na entrevista sobre os hábitos de leitura e escrita revelam que, antes da afasia, CS lia freqüentemente. Segundo ele, lia em média três livros por semana, jornal diariamente, além de revistas. Os hábitos de escrita também eram numerosos: cartas, documentos etc., pois, segundo ele, exercia funções nas quais tinha que escrever constantemente. Depois do AVC, a princípio, CS não conseguia ler nem escrever, o que só após o primeiro ano foi conseguindo novamente. Na escrita inicial, CS relata ter dificuldade para escrever palavras "comuns", só conseguindo escrever palavras "clássicas". Atualmente, lê uma hora e meia por dia jornais, revistas e livros, entre eles, literatura sobre afasia. Segundo CS, as suas dificuldades na escrita são "motoras", há trocas de algumas palavras quando escreve. A leitura em voz alta é praticamente normal. No entanto, possui "dificuldade na vista", o que prejudica a leitura: queixa-se que a vista fica "nublada". Ao comparar sua linguagem oral e escrita, CS relata que a fala é mais fácil que a leitura, e que ler é mais fácil que escrever. Quanto a sua evolução, CS diz que está melhor em todas as modalidades de linguagem (escrita, leitura e fala).

(1) 7/10/98
Durante a entrevista, CS comenta suas dificuldades na leitura e na escrita logo após o AVC:

IAP: Quando você vai escrever, por exemplo, a palavra "casa", você não conseguia escrever. Você lembra por que você não conseguia... Se você não conseguia escrever a letra, se você não lembrava como era...
CS: Eu não lembrava como escreve "casa". Como escreve... eh... Eu usava as palavras muito clássicas. Eu tinha formação... Eu falava inglês. Hoje não falo mais inglês. Não sei por quê. Difícil falar em inglês. Os livros todos em inglês, eu nem leio, mas eu usava a palavra comum, lá para conversar com as pessoas simples e tal, mas depois do AVC, eu usei as palavras clássicas. Aí eu falava e as pessoas não entendiam, minha esposa não entendia e tal por que tinha que lê no dicionário para entender as minhas palavras. Aí... Hoje eu tô perdendo. Eu tô falando comum. Depois do AVC eu falava clássico. As palavras clássicas.
IAP: E para escrever?
CS: Para escrever... e... A IEM começou a forçar eu escrever, né? Eu escrevia muito clássico.
IAP: Também?
CS: É. Só clássico. Só clássico.
IAP: (...) CS, então... Quando você ia escrever uma palavra. O que que acontece que você não consegue, não conseguia?

CS: Ah! Dificuldade, né?

IAP: Falta o quê? Tente me explicar melhor.

CS: Falta coordenação. Falta coordenação.

IAP: Na mão?

CS: Na cabeça. Coordenação. Pensa uma coisa, fala outra e escreve outra. Aí não dá. Na mesma hora pensar uma coisa. Escrever... Esquecia. Ainda hoje acontece. Eu penso uma coisa... Numa carta, tá? Eu penso direitinho a carta e escrevo diferente a carta. Eu tinha que escrever conforme eu penso. Aí eu não consigo, tá? As palavras clássicas... Eu escrevo a carta. Eu coloco muitas palavras clássicas. Aí a pessoa não entende aquela palavra clássica.

IAP: Mas, e para ler? Para ler também... Quando você ia ler antes, quando você não conseguia...

CS: Eu lia e esquecia. Na hora, esquecia.

IAP: Mas, você entendia o que tava escrito?

CS: Entendia, mas...

IAP: Por exemplo, se você fosse ler isso aqui, na época...

CS: Lia. Aí quando fosse ler alto... Lia bem. Lê alto em voz alta, eu...

(2) 7/10/98

CS comenta as dificuldades atuais de leitura e escrita:

CS: Eu não tenho problema de leitura dinâmica, falada. Se você... Se eu tenho dificuldade para falar, para ler eu consigo normalmente *//abre sua agenda lê uma página mostrando à investigadora como lê bem//* Eu leio normal.

IAP: Mas você entende tudo que está aí?

CS: Tudo, tudo.

IAP: E fazer leitura silenciosa...

CS: Leio. Leio tudo comum. Leio uma hora e meia por dia.

IAP: Todo dia você lê?

CS: Leio.

IAP: (...) Hoje, para escrever, é difícil, além de ser com a mão esquerda, ou não?

CS: Eu tô escrevendo, graças a Deus, e... Vai o tempo. Eu tô escrevendo bem, porque no começo eu tinha dificuldade para ler, por exemplo, eu tava escrevendo. Eu tinha dificuldade para ler...

IAP: O que tava escrito?

CS: O que tava escrito. Então hoje eu tô lendo e tal, mas, com a mão esquerda, aí acho dificuldade para escrever com a mão esquerda.

IAP: Aí você ... Esquece alguma palavra, troca alguma letra para escrever ou você acha que não?

CS: Eu creio. Eu troco muitas palavras na escrita, né? Uma casa, por exemplo, eu tô procurando é simplificar, porque eu usava palavras clássicas, né? E eu tô procurando simplificar para ser legível. (...) Às vezes eu demoro muito para escrever, né? Eu penso muito mais rápido do que eu escrevo. Aí, eu demoro para escrever e deixo a escrita para depois. Eu escrevo pouco.

Nos dois episódios apresentados, o que chama mais atenção no discurso de CS é sua insistência de que escrevia palavras "clássicas", que "ninguém entendia". Quando foi pedido a ele que desse um exemplo do que seriam estas palavras "clássicas", CS pensou e não conseguiu lembrar. Poderíamos interpretar "clássico" como "afásico"? "Eu falava e as pessoas não entendiam... tinha que lê no dicionário para entender minhas palavras, eu tô procurando simplificar porque eu usava palavras clássicas, eu escrevia muito clássico..." Haveria vantagens psicoafetivas em tomar "afásico" por "clássico", e não por morbidez, erro ou desvio, por exemplo? O que parece saltar aos olhos são as dificuldades iniciais de CS (parafasias, paralexias, paragrafias), características de um quadro afásico. Não é à toa que ele não consegue sequer lembrar uma só dessas palavras "clássicas" para exemplificá-las ao investigador.

É importante ressaltar que CS é um sujeito que valoriza muito a fala e a escrita. Admitir que as pessoas não o compreendiam porque não conseguia escrever e falar corretamente poderia ser muito frustrante para ele. Não podem ser esquecidos também fatores como as relações de poder e de dominação que estão por trás da utilização de um código escrito, algo que ele certamente não desconhece, desde que sua última ocupação na empresa em que trabalhava era ministrar palestras para funcionários.

Na sociedade racionalista em que vivemos, as pessoas podem ser discriminadas de forma explícita, ou encoberta, com base em suas capacidades lingüísticas, medidas no metro da gramática normativa padrão. Há discriminações com base na legitimação do saber e da língua. Até que ponto essas questões estão presentes no discurso de CS sobre as "palavras clássicas"? "Eu tinha formação, eu falava

inglês..." Parece que CS partilha da idéia de que o que mostra a cultura de uma pessoa é a maneira como ela "fala" e como "escreve".
Tais considerações nos reportam às palavras de Foucault (1970):

"[...] o louco é aquele cujo discurso não pode circular como o dos outros: pode ocorrer que sua palavra seja considerada nula e não acolhida, não tendo verdade nem importância, não podendo testemunhar na justiça, não podendo autenticar um ato ou um contrato... Era através das palavras que se reconhecia a loucura do louco."

Segundo CS, falta coordenação entre pensar, falar, escrever: "Eu penso direitinho a carta e escrevo diferente a carta, eu tinha que escrever conforme eu penso, eu penso mais rápido do que eu escrevo". Na verdade, em seu (inter)discurso pode-se identificar um pré-construído, as pessoas devem falar (ou escrever) exatamente como pensam, como se, de fato, pudesse haver uma relação direta entre como se pensa e como se fala, relação esta estabelecida desde, pelo menos, a Gramática de Port Royal. Ou, em outras palavras, que a escrita serve para representar o pensamento integralmente.

143

Considerações Finais

Ao discutir a linguagem escrita nas afasias, deparei-me com inúmeras questões. De que modo a linguagem escrita tem sido estudada na Afasiologia? Qual a concepção de linguagem que está por trás desses estudos? Quais as conseqüências (e os limites) dessa concepção? O que muda no estudo da linguagem escrita se partimos de um outro posto de observação, ou seja, de uma neurolingüística de cunho discursivo? Logo percebi que essas não seriam respostas simples, pois implicariam mudanças no modo de avaliar, interpretar e "ajudar" o afásico a recuperar suas atividades com a leitura e a escrita. Com isso, neste capítulo, que se apresenta sob a forma de conclusão, procuro apontar o caminho que utilizei para discutir a linguagem escrita nas afasias, bem como suas implicações para a Neurolingüística.

Vimos, nos capítulos anteriores, que o estatuto da linguagem escrita não se encontra bem descrito, quer na antiga afasiologia, que vinculava diretamente a linguagem escrita à fala, quer na neuropsicologia atual, em que a oralidade e a escrita são vistas basicamente como fenômenos dissociados (ou paralelos). Assim, há dois aspectos a serem considerados e que determinam uma revisão do estudo sobre a linguagem escrita na Afasiologia:

1. a escrita e a leitura não têm sido adequadamente estudadas na área em virtude de uma redução da linguagem à representação de conteúdos senso-perceptivos (alojados nos centros imagéticos do córtex cerebral) ou ao ato motor propriamente dito;

2. as abordagens que admitem a existência de relações entre oralidade e escrita fazem-no ou como mera causalidade (derivação, simulacro, paralelismo), ou vêem mais diferenças do que semelhanças entre elas.

Embora haja vantagens no estabelecimento de relações discursivas entre a oralidade e a escrita, no que tange à própria descrição e entendimento desses fenômenos, o que a literatura tem feito é exaltar as diferenças e colocá-las num quadro de dicotomias estanques, quando, na verdade, existiriam mais semelhanças que diferenças entre essas duas modalidades da linguagem. Tomando-se por base o deslocamento teórico proposto, devem ser levadas em conta, tanto na oralidade quanto na escrita, as categorias que são próprias aos momentos discursivos: o jogo dialógico, a construção conjunta da significação, a intersubjetividade, a intercompreensão, a interdiscursividade, as condições e modos de produção da linguagem escrita e da linguagem oral, os aspectos histórico-culturais da sociedade escrita e sua influência na oralidade. Portanto, a compreensão da linguagem, oral e escrita, como essencialmente dialógica, faz com que a escrita e a leitura também sejam vistas como um trabalho conjunto, uma parceria entre os sujeitos, resultante dessa dialogia própria da linguagem. Afinal, "as pessoas escrevem para serem lidas".

Na prática que descrevi, o "impacto" das afasias na vida dos afásicos parece estabelecer novas relações do sujeito com sua linguagem, de um sujeito que era "eficiente" na fala e na escrita e que passa a ser um sujeito afásico. Esse conflito entre o que o sujeito "era" e o que ele "passa a ser" está diretamente relacionado às concepções de linguagem (comunicação, competência discursiva, produtividade etc.) vinculadas, em nossa sociedade, a determinados pré-construídos ("falar bem é pensar bem", "quem fala bem escreve bem", "culto é quem fala bem, escreve bem"), que produzem certos efeitos psicoafetivos e ideológicos. em cada um.

Há, dessa forma, implicações na maneira como o sujeito "trabalha" com objetos lingüísticos e discursivos; e implicações na subjetividade. Retomo, nesse momento, as considerações de Coudry (1998) quando ressalta que um afásico não é sempre afásico, assim como um sujeito normal não é sempre normal. Para a autora, a relação do sujeito com sua linguagem não é uniforme: ora ele se expõe mais, ora menos; ora ele se "apaga" mais, ora menos. A ins-

146

talação abrupta da doença produz um efeito na condição de "ser" do sujeito; a pessoa afásica passa a conviver com a relação normal/patológico em condições mais extremas.

Complemento as observações de Coudry. O conflito se estabelece entre um sujeito que é leitor e que não consegue ler ("eu sei ler, mas eu não sei ler"), um sujeito dividido ("eu escrevo, mas não escrevo mais nada"), um sujeito que, em relação às formações discursivas, é "bom" e "mau", para usar a expressão de Pêcheux.[1] É o discurso institucional que diz: "do jeito que você escreve não é escrita"; é um sujeito que se baseia numa concepção normatizante que impede que ele reconheça suas práticas de escrita como aquilo que elas de fato são: escrita.

O que se observa é que a tradição escolar (e gramatical), além de certa idéia do que seja escrever bem (sem erros) e falar bem (com fluência), acabam por aumentar a depreciação que os sujeitos fazem de seus atos de linguagem. É importante ressaltar, contudo, que se para alguns a escrita e a leitura eram, antes da afasia, atividades importantes, depois da afasia esse grau de importância não mudou. Ou seja, a natureza das práticas sociais que envolvem a representação da escrita (escrever cheques, cartas, ler placas, jornais ou livros) continua a mesma. O que mudou é a relação do sujeito em torno dessas práticas, que ficam marcadas pela alteração da subjetividade.

Essas práticas determinam o papel e o grau de relevância da oralidade e da escrita para cada um. Precisamente por isso questões que evidenciam a subjetividade e as práticas discursivas deveriam ser inseridas nos processos avaliativos e terapêuticos voltados para as afasias. Isso implica, entre outras coisas, que um sujeito leitor jamais pode ser avaliado do mesmo modo que um não-leitor. Para isso, uma entrevista específica, focalizando a linguagem escri-

---

1. Para Pêcheux (1975/1988), no caso do "bom sujeito", ocorre uma tomada de posição que provoca seu assujeitamento sob a forma do livremente consentido (o interdiscurso determina a formação discursiva com a qual o sujeito, em seu discurso, identifica-se, sendo que o sujeito sofre cegamente essa determinação). Já no caso do "mau sujeito", não existe uma tomada de posição (o mau-sujeito se contra-identifica com a formação discursiva que lhe é imposta pelo "interdiscurso", como determinação exterior de uma interioridade subjetiva). Assim o faz o sujeito que diz: "Sou apenas afásico, não sou um deficiente mental".

ta, favorece o conhecimento dos interesses e do tipo de reflexão do sujeito sobre a leitura e a escrita e sobre a maneira como os sujeitos reagem às mudanças provocadas pela afasia. Cabe aqui a seguinte questão: qual a importância da inserção da linguagem escrita na prática clínica? Essa importância parece estar relacionada, e é proporcional, aos hábitos e práticas de leitura e escrita dos sujeitos (na escola, no trabalho, na vida).

Outro ponto a ressaltar é que nas afasias ocorrem tanto alterações de linguagem oral quanto de escrita. Não porque a escrita seja uma derivação da fala, e sim porque as modalidades de linguagem estão relacionadas entre si. Conseqüentemente, nas afasias ocorreriam mudanças tanto na relação entre a oralidade e a escrita quanto na relação do próprio sujeito com sua escrita em particular e com a linguagem em geral.

A afasia, dessa forma, acaba por explicitar as diferenças e semelhanças entre os modos de produção de uma linguagem e outra. Em alguns momentos, o sujeito parte da fala para a escrita e, em outros, da escrita para a fala. Isso quer dizer que a relação da fala com a escrita não é sempre a mesma. Ao analisar o que os afásicos falam enquanto escrevem, chega-se à conclusão, em alguns momentos, de que o texto falado é o escrito e em outros que o texto escrito não é o falado. Em outras palavras, a "grande divisa" entre oralidade e escrita não se justifica. Muito pelo contrário, o que parece existir é uma interdependência entre elas, tanto com relação a aspectos lingüísticos quanto cognitivos.

A "escrita no ar", realizada pelos sujeitos, com elevado grau de letramento ou não, e que funciona como *prompting* para a fala, indica que não só a escrita em si funciona como elo intermediário, mas também o seu gesto. Ressalta-se que não é um gesto qualquer, mas o gesto da palavra escrita que se pretende falar, a escrita já internalizada pelo sujeito. Assim, essa relação evidencia de que modo ocorre o sistema simbólico de linguagem, um signo (gestual/escrito) funcionando como mediador de outro signo (falado). Esses episódios indicam os caminhos que os afásicos (alfabetizados) percorrem para alcançar a oralidade, caminhos estes que se caracterizam pela relação estabelecida entre o sujeito e a linguagem escrita em uma sociedade letrada.

Logo, acredito que levar essas considerações para as avaliações e condutas terapêuticas que vêm sendo desenvolvidas torna-se premente. De início, é importante lembrar que as avaliações de linguagem escrita têm sido realizadas como se fossem totalmente dissociadas da oralidade, assim como a fala é avaliada como se não fizesse parte de uma cultura escrita. Os procedimentos de testes fechados revelam que o afásico é avaliado como se não tivesse tido nenhuma relação prévia com a escrita, ou seja, como se não soubesse escrever nada mais complexo que palavras soltas ou frases simples. Os testes supõem um afásico ideal tanto quanto supõem um falante ideal. Novamente, o afásico é avaliado tal qual uma criança na escola: cópias, ditados, frases soltas, como se não conhecesse a língua. Ou pior, muitas vezes partindo da consideração de que ele não sabe nem falar e nem escrever.

Diante disso, considerar que a fala e a escrita estão num *continnum*, e que, portanto, podemos ter situações discursivas que estejam mais próximas de um ou outro pólo, pode mudar o desempenho do sujeito em sua escrita. O que quero dizer com isso é que um sujeito com dificuldades sintáticas (ou no eixo sintagmático, para usar os termos de Jakobson) pode sair-se melhor na escrita de listas que num bilhete, já que este envolve elementos coesivos. Questões textuais, entre outras, precisam também ser levadas em conta numa avaliação e na conduta terapêutica voltada para afásicos. Afinal, a escrita não se resume a palavras soltas, sílabas complexas, frases simples. Os sujeitos reconhecem o valor social da escrita e de suas práticas discursivas num nível muito mais sofisticado e conveniente, como produção de sentidos, e não de classificação gramatical; não numa escrita de sílabas, mas numa escrita de atividades significativas e cotidianas: cheques, listas de compras, bilhetes, jornais, propagandas, literatura.

Esse *continnum* dá-se também em relação às posições discursivas ocupadas pelo sujeito, ora da escrita, ora da oralidade. Entender as condições de subjetividade assumidas pelo afásico durante esse percurso é incompatível com abordagens que vêem a linguagem escrita de um ponto de vista estritamente gramatical, como se ela fosse um simulacro da fala culta.

A escrita é multifuncional para alguns sujeitos, ou seja, num momento o afásico usa a escrita para falar, no outro, a usa no lugar da fala, em outros, ainda, toma a escrita em suas especificidades. Em alguns sujeitos, a escrita apresenta-se mais expandida que a fala; em outros, a fala é mais expandida que a escrita. Isto evidencia mais uma vez que não existe uma sobreposição de "problemas" de linguagem. Há, sim, sujeitos que, pelas diferenças de produção da oralidade e da escrita, saem-se melhor numa modalidade que em outra.

Quero destacar ainda que se verificam processos comuns tanto à aquisição quanto à "perda" da linguagem. Nas palavras de Jakobson (1954, p. 36),

"[...] a comparação entre a linguagem infantil e a afasia nos permite estabelecer diversas leis de implicação. A pesquisa sobre a ordem das aquisições e das perdas e sobre as leis gerais de implicação não pode ser limitada ao sistema fonológico, mas deve estender-se ao gramatical".

Acrescentando algo às palavras do autor: observa-se que a (re)estruturação da linguagem de afásicos, tal como as crianças em fase de aquisição de escrita, parte de um sistema para outro. A criança, da oralidade para a escrita; o afásico, tanto da oralidade para a escrita quanto da escrita para a oralidade. Ressalto ainda que essa oralidade, no momento em que se vive numa sociedade letrada, é também perpassada por características que são próprias ao discurso escrito, como, por exemplo, o uso gestual de aspas na oralidade para atribuir um "outro" sentido à palavra dita.

Em suma, procurei mostrar que uma abordagem discursiva pode contribuir para uma discussão mais densa de questões teóricas clássicas. A linguagem escrita diz respeito à metalinguagem, ao discurso, à subjetividade, à história. Os contornos explicativos assumidos nesta abordagem são, assim, capazes de suscitar vias explicativas para os processos de (re)construção da linguagem que antes eram deixados à margem nos estudos das afasias ou mesmo examinados por uma óptica reducionista que "patologizava" os processos lingüístico-discursivos.

Acredito, diante do que foi apresentado, que a análise de dados realizada apresenta implicações para a Neurolingüística, a Lingüística, a Neuropsicologia e para a Fonoaudiologia. Ao mesmo tempo em que "flagra" as limitações de como a linguagem escrita vem sendo tratada, indica caminhos a serem tomados. A análise feita é suficiente para demonstrar a importância da inserção de uma abordagem discursiva no estudo da linguagem escrita de afásicos, bem como as implicações que isso possa ter para a avaliação e terapia.

Bibliografia

ABAURRE, M. B. M. Lingüística e psicopedagogia. In: SCOZ, B. J. L. (org.). *Psicopedagogia – o caráter interdisciplinar na formação e atuação profissional.* Porto Alegre: Artes Médicas, 1987.

AGUIAR, A. C. *Considerações sobre os aspectos neuropsicológicos da aprendizagem de leitura e escrita e a prática pedagógica.* Dissertação de mestrado. IEL/Unicamp, 1995.

ARDILA, A. & OSTROSKY-SOLÍS. *Diagnóstico del daño cerebral – enfoque neuropsicológico.* Espanha: Editorial Trillas, 1995.

AZCOAGA, J. E. *Transtornos del lenguaje.* Buenos Aires: Editorial El Ateneo, 1976

BAKHTIN, M. *Marxismo e filosofia da linguagem.* São Paulo: Hucitec, 1929/1981.

BARBIZET, J. & DUIZABO, P. *Manual de neuropsicologia.* Porto Alegre: Masson, 1985.

BENVENISTE, E. *Problemas de lingüística geral I.* 2ª ed. Campinas: Editora da Unicamp, 1966/1988.

BRAIT, B. *Bakhtin, dialogismo e construção do sentido.* Campinas: Editora da Unicamp, 1997.

BRITO, L. F. A intermediação da fala na escrita pelo surdo. In: *Abralin,* 13: 117-23, 1992.

BUB, D. & LECOURS, R. Les troubles acquis de la lecture et de l'écriture des mots (l'approche cognitiviste). In: *Neuropsychologie clinique et neurologie du comportement.* Canadá: Les Presses de L'Université de Montreal, 1987

CAGLIARI, L. C. *Alfabetização e lingüística.* São Paulo: Scipione, 1989.

CANGUILHEM, G. *O normal e o patológico.* 4ª. ed. Rio de Janeiro: Forense Universitária, 1995.

CARBONELL DE GRAMPONE, M. A. Dislexia escolar y dislexia experimental. In: FERREIRA, E. & PALÁCIO, M. G. (org.). *Nuevas perspectivas sobre los processos de lectura y escritura.* Espanha· Sieglo Veintiuno Editores S.A., 1982.

CARAMAZZA, A. *Issues in reading, writing and speaking.* Boston: Kluwer Academic Publishers, 1991.

CASAYUS, P. *L'aphasie du point de vue du psychologue.* Paris: Dessart et Mardaga Editeurs, 1969.

CHAN, J. L. Alexia and agraphia in four chinese stroke patients with review of the literature: a proposal for a universal neural mechanism model for reading and writing. *Journal of Neurolinguistics,* 7(3): 171-85, 1992.

COUDRY, M. I. *Diário de narciso.* São Paulo: Martins Fontes, 1986/1988.

_____. Dislexia: um bem necessário. *Estudos Lingüísticos.* XIX Anais do GEL, Unicamp, 150–7, 1987.

_____. Processos de subjetivação e trabalho lingüístico. Texto apresentado no *XLVI Seminário do Grupo Estudos Lingüísticos.* Unesp, São José do Rio Preto, 1998.

CRUZ, C.; MORATO, E. M.; PEROTINO, S. (1996). *Afasia em poliglota: reconstruindo cruzamentos lingüísticos (estudo de caso).* Texto apresentado no GEL (Grupo de Estudos Lingüísticos).

DASCAL, M. Duas tribos e muitos círculos. In: *Crítica,* 40: 3-31, 1982.

DE LEMOS, C. T. G. Sobre a aquisição da linguagem e seu dilema (pecado) original. In: *Boletim da ABRALIN:* 3, 1982.

DÉJÈRINE, J. Contribution to the anatomical-pathological and clinical study of the different varieties of word blindness. In: ELING, P. (ed.). *Reader in the history of aphasia.* Amsterdã: John Benjamins Publishing Company, 1891

DUVAL-GOMBERT, A. Quelles agraphies-alexies? Des idées recues aux faits concus. In: *Pour une linguistique clinique.* Rennes: Presses Universitaires de Rennes, 1994.

EDWARDS, S. Measuring and describing: alternative or complementary approaches to assessment. In: *Aphasiology,* 10(5): 485-8, 1997.

ELLIS, A. W. *Reading, writing and dyslexia – a cognitive analysis.* New Jersey: Laurence Erlbaum Associates Publishers, 1987.

FIORIN, J. L. *Linguagem e ideologia.* Ática: São Paulo, 1988.

FOUCAMBERT, J. *A leitura em questão.* Porto Alegre: Artes Médicas, 1989/ 1994.

FOUCAULT, M. *Arqueologia do saber.* Rio de Janeiro: Forense-Universitária, 1986.

_____. *A ordem do discurso.* 3ª ed. São Paulo: Loyola, 1970

_____. *Vigiar e punir.* 11ª ed. Rio de Janeiro: Vozes, 1994.

FRANCHI, C. Linguagem – atividade constitutiva. In: *Cadernos de Estudos. Lingüísticos.* 22: 9-39, 1997/1992.

FRANÇOSO, E. *Linguagem interna e afasia.* Tese de doutorado. Inédita. IEL. Unicamp, 1987.

FREDMAN, S. Reflexões sobre a natureza e o tratamento da gagueira. In: *Fonoaudiologia: recriando seus sentidos.* PASSOS, M. C. (org.). São Paulo, Plexus, 1996.

FREIRE, R. M. A metáfora da dislexia. In: *Tópicos de Fonoaudiologia,* V. IV: 925-37, São Paulo: Roca, 1997.

FREITAS, M. S. *Alterações fono-articulatórias nas afasias motoras: um estudo lingüístico.* Tese de doutorado. IEL. Unicamp, 1997.

GANDOLFO, M. *Às margens do sentido.* São Paulo: Plexus, 1996.

GAGNEPAIN. J. Pour une linguistique clinique – avant-propos. In: *Pour une linguistique clinique.* Rennes: Presses Universitaires de Rennes, 1994.

GARCEZ, L. *A escrita e o outro.* Brasília: UNB, 1998.

GERALDI, J. W. *Portos de passagem.* São Paulo: Martins Fontes, 1991.

_____. *Linguagem e ensino.* Campinas: Mercado de Letras, 1996.

GIL, R. *Neuropsychologie.* Paris: Masson, 1992.

GOLDSTEIN K. *Psicologia del lenguaje.* Buenos Aires: Editorial Paidós, 1967.

KATO, M. A. *No mundo da escrita.* São Paulo: Ática, 1990.

KOCH, I. V. *O texto e a construção dos sentidos.* São Paulo: Contexto, 1998.

HÉCAEN, H. & ALBERT, M. *Human neuropsychology.* Robert E. Krieger. Florida: Publishing Company, 1986.

HORNER, J.; DAWSON, D. V.; HEYMAN, A. & FISH, A. M. The usefulness of the western aphasia battery for differential diagnosis of alzheimer dementia and focal stroke syndromes: preliminary evidence. In: *Brain and Language* 42: 77-88, 1992.

HOUGH, M. S. Autonomy and empowerment in aphasia assessment and therapy: isn't it the road more traveled?. In: *Aphasiology,* 10(5): 488-93, 1996.

JAKOBSON, R. Dois aspectos da linguagem e dois tipos de afasia. In: *Lingüística e comunicação.* São Paulo: Cultrix, 1954.

LACERDA, C. B. F. É preciso falar bem para escrever bem?. In: SMOLKA, A. L. & GÓES M. C. R. *A linguagem e o outro no espaço escolar.* (orgs.). São Paulo: Papirus, 1993.

LEBRUN, Y. *Tratado de afasia.* São Paulo: Panamed Editorial, 1983.

LURIA, A. R. *Traumatic aphasia its syndromes, psychology and treatment.* Mouton. Nova York: The Hague, 1970.

_____. *Neuropsychological studies in aphasia.* Amsterdã: Swetes & Zeitlinger B.V., 1977.

_____. *Higher cortical functions in man.* 2ª ed. Nova York: Consultants Bureau, 1980.

_____. *Las funciones corticales superiores del hombre.* México: Fontamara, 1986.

MAINGUENEAU, D. *Novas tendências em análise do discurso.* 3ª ed. Campinas: Pontes, 1987/1997.

_____. *Pragmática para o discurso literário.* São Paulo: Martins Fontes, 1996.

_____. *Os termos chaves da análise do discurso.* Portugal: Gradiva, 1997.

MARCUSCHI. Contextualização e explicitude na relação entre fala e escrita. Conferência apresentada no *I Encontro Nacional sobre Língua Falada e Ensino na UFAL.* Maceió, AL. 14-8 de março, 1994a.

_____. Da fala para a escrita – Processos de retextualização. In: *O tratamento da oralidade no ensino da língua,* no prelo, 1994b.

MARCUSCHI. Oralidade e escrita. Conferência apresentada no II Colóquio Franco-Brasileiro sobre Linguagem e Educação – UFRN, 1995.

MORATO, E. M. Significação e neurolingüística. In: *Temas em neuropsicologia e neurolingüística,* São Paulo: SBN, p. 4: 26-31, 1995a.

_____. Interação e cognição: as "significações intoleráveis" no discurso patológico. Texto apresentado no *XI Encontro Nacional da ANPOLL,* 1995b.

_____. *Linguagem e cognição.* São Paulo: Plexus, 1996a.

_____. Pesquisas em neurolingüística: problemas e perspectivas. *Anais do XXV GEL,* 1996b.

_____. Linguagem, cultura e cognição: contribuições dos estudos neurolingüísticos. Texto apresentado no encontro sobre *Teoria e pesquisa em ensino de Ciências,* UFMG, Belo Horizonte, 1991a.

_____. Discurso e neurolingüística: problemas e perspectivas. *Cadernos da Faculdade de Filosofia e Ciência da* Unesp, 115-29, 1997a.

_____. Neurolingüística. In: BENTES, A. C. & MUSSALIN, F. (orgs). *Introdução à lingüística.* São Paulo: Cortez, v. 2, 2001.

_____. Formas meta-enunciativas no discurso de sujeitos afásicos. In: BARROS, K. E. M. (org). *Produção textual,* Rio Grande do Norte: EDUFRN, 1999.

NOVAES-PINTO, R. *Agramatismo: uma contribuição para o estudo do processamento normal da linguagem.* Dissertação de Mestrado. IEL, Unicamp, 1992.

OLSON, D. R. A escrita como atividade metalingüística. In: OLSON, D. R. & TORRANCE, N. (org.). *Cultura escrita e oralidade,* São Paulo: Ática, 1995.

ORLANDI, E. *Discurso e leitura.* São Paulo: Cortez, 1988.

PARR, S. Everyday reading and writing practices of normal adults: implications for aphasia assessment. In: *Aphasiology,* 6 (3): 273-83, 1922.

PARENTE, M. A. P. O enfoque cognitivo na avaliação das dislexias adquiridas e o sistema ortográfico do português. In: *Temas em neuropsicologia e neurolingüística,* 4: 169-73, 1995.

PÊCHEUX, M. *Por uma análise automática do discurso.* Campinas: Unicamp, 1969/1990.

_____. *Semântica e discurso.* Campinas: Editora da Unicamp, 1975/ 1988.

PIERCE, R. Read and write you want to: what's so radical? In: *Aphasiology,* 10(5): 480-83, 1996.

PINTO, M. G. L. C. Alguns dados conducentes a uma leitura mais rigorosa de determinados distúrbios de linguagem. In: *Desenvolvimento e distúrbio da linguagem.* Portugal: Porto Editora, 1994.

PIROZZOLO, F. J. & RAYNER, K. The neural control of eye movements in acquired and developmental reading disorders. In: WHITAKER, H. & WHITAKER, H. (eds.) *Studies in neurolinguistics,* 4. Nova York, Academic Press. 1979.

POSSENTI, S. *Discurso, estilo e subjetividade.* São Paulo: Martins Fontes, 1988.

_____. Língua: sistema de sistemas. In: *Temas em neuropsicologia e neurolingüística,* 4: 20-5, 1995.

SANTANA, A. P. O. *O lugar da linguagem escrita na afasiologia: implicações e perspectivas para a neurolingüística*. Dissertação de mestrado. IEL/Unicamp, 1999.

SANTANA, A. P. O. Discutindo a classificação da linguagem escrita nas afasias a partir de uma perspectiva discursiva. Revista *Distúrbios da Comunicação*, v. 12 (2), 2001.

SANTANA, A. P. & MACEDO, H. Centro de conveniência de Afásicos: práticas discursivas, processos de significação e propriedades interativas. Fapesp (Processo nº 99/07055-6).

SAUSSURE, F. *Curso de lingüística geral*. São Paulo: Cultrix, 1914/1981.

SCINTO, L. F. M. (1986). *Written language and psychological development*. Orlando: Academic Press, 1986.

SERON, S. & FEYEREISEN, P. Neurolinguística. In: RONDAL, A. & SERON, X. *Transtornos del lenguaje 1*, 2ª. ed. Barcelona: Ediciones Paidós, 1995.

SERRATRICE, G. & HABIB. *Escritura y cerebro*. Masson: Barcelona, 1997.

SIGNORINI, I. A leitura dá vida mas também pode matá: os "sem leitura" diante da escrita. *Leitura: teoria & prática*, 13 (24): 20-7, 1994.

SILVA, V. L. P. Variações tipológicas no gênero textual carta. *Tópicos em lingüística de texto e análise da conversação*. KOCH, I. V. e BARROS, K. S. N. B. (orgs.). Natal, EDUFRN, 1997.

SILVEIRA A. & PARENTE M. A. P. Leitura letra-por-letra: uma dislexia periférica?. In: *Temas em neuropsicologia e neurolingüística*, 4: 185-89, 1995.

SMOLKA, A. L. B. *A criança na fase inicial da escrita*. São Paulo: Cortez, 1988.

_____. A dinâmica discursiva no ato de escrever: relações oralidade – escritura. In: SMOLKA, A. L. & GÓES, M. C. R. (orgs.). *A linguagem e o outro no espaço escolar*. São Paulo: Papirus, 1993.

TFOUNI, L. V. *Adultos não alfabetizados*. São Paulo: Pontes, 1988.

_____. *Letramento e alfabetização*. São Paulo: Cortez, 1995.

VIDIGAL, B. M. & PARENTE, M. A. P. As dislexias adquiridas com utilização da via lexical: manifestações das dislexias profunda e fonológica no português. In: *Temas em neuropsicologia e neurolingüística*, 4: 180-4, 1995.

VOCATE, D. *The theory of A. R. Luria. Functions of spoken language in the development of higher mental processes*. New Jersey: Lawrence Erlbaum ASS, 1987.

VYGOTSKY, L. S. A pré-história da linguagem escrita. In: *A formação social da mente*. São Paulo: Martins Fontes, 1931/1988.

_____. Thinking and speech. In: RIEBER, R. & CARTON (ed.). *The collected works of L. S. Vygotsky. Problems of general psychology*. Nova York: Plenum Press, v.1, 1934/1987.

WATT, S.; JOKEL, R. & BEHRMANN, M. Surface dyslexia in nonfluent progressive aphasia. In: *Brain and language*, 56: 211-33, 1997.

ZORZI, J. L. Dislexia, distúrbios da leitura-escrita. De que estamos falando? In: *Tópicos de fonoaudiologia*, v. III: 181-94, São Paulo: Roca, 1996.

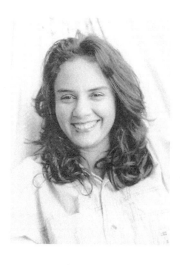

Ana Paula Santana graduou-se em Fonoaudiologia pela Universidade de Fortaleza. Concluiu o mestrado sobre afasia em Lingüística pela Unicamp, onde atualmente faz seu doutoramento. Participa, desde 1997, de pesquisas na área de Neurolingüística no Centro de Convivência de Afásicos — CCA/IEL/Unicamp. Participou também da elaboração de projetos pedagógicos e ministrou aulas em alguns cursos de graduação em fonoaudiologia. Atualmente ministra aulas em cursos de especialização e de extensão.

impresso na
**press grafic
editora e gráfica ltda.**
Rua Barra do Tibagi, 444
Bom Retiro – CEP 01128-000
Tels.: (011) 221-8317 – (011) 221-0140
Fax: (011) 223-9767

---------------------------- dobre aqui ----------------------------

ISR 40-2146/83
UP AC CENTRAL
DR/São Paulo

CARTA RESPOSTA
NÃO É NECESSÁRIO SELAR

O selo será pago por

SUMMUS EDITORIAL

05999-999 São Paulo-SP

---------------------------- dobre aqui ----------------------------

CADASTRO PARA MALA-DIRETA

Recorte ou reproduza esta ficha de cadastro, envie completamente preenchida por correio ou fax, e receba informações atualizadas sobre nossos livros.

Nome: _____ Empresa: _____
Endereço: ☐ Res. ☐ Coml. _____ Bairro: _____
CEP: _____-_____ Cidade: _____ Estado: _____ Tel.: (___) _____
Fax: (___) _____ E-mail: _____ Data: de nascimento: _____
Profissão: _____ Professor? ☐ Sim ☐ Não Disciplina: _____
Grupo étnico principal: _____

1. Você compra livros:
☐ Livrarias   ☐ Feiras
☐ Telefone   ☐ Correios
☐ Internet   ☐ Outros. Especificar: _____

2. Onde você comprou este livro? _____

3. Você busca informações para adquirir livros:
☐ Jornais   ☐ Amigos
☐ Revistas   ☐ Internet
☐ Professores ☐ Outros. Especificar: _____

4. Áreas de interesse:
☐ Fonoaudiologia   ☐ Terapia ocupacional
☐ Educação   ☐ Corpo, Movimento, Saúde
☐ Educação Especial   ☐ Psicoterapia
☐ Outros. Especificar: _____

5. Nestas áreas, alguma sugestão para novos títulos? _____

6. Gostaria de receber o catálogo da editora? ☐ Sim ☐ Não

Indique um amigo que gostaria de receber a nossa mala-direta

Nome: _____ Empresa: _____
Endereço: ☐ Res. ☐ Coml. _____ Bairro: _____
CEP: _____-_____ Cidade: _____ Estado: _____ Tel.: (___) _____
Fax: (___) _____ E-mail: _____ Data de nascimento: _____
Profissão: _____ Professor? ☐ Sim ☐ Não Disciplina: _____

Plexus Editora
Rua Itapicuru, 613 7º andar 05006-000 São Paulo - SP Brasil Tel.: (11) 3862-3530 Fax: (11) 3872-7476
Internet: http://www.plexus.com.br e-mail: plexus@plexus.com.br